养胃三杯茶

你会喝吗？

吴大真 著 良石 整理

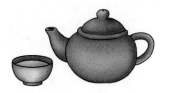

中国人口出版社
China Population Publishing House
全国百佳出版单位

图书在版编目（CIP）数据

养胃三杯茶你会喝吗？/ 吴大真著；良石整理. ——
北京：中国人口出版社，2017.1
（健康三杯茶书系）
ISBN 978 - 7 - 5101 - 4415 - 8

Ⅰ. ①养…　Ⅱ. ①吴…　②良…　Ⅲ. ①益胃 - 茶谱
Ⅳ. ①R256.3②TS272.5

中国版本图书馆 CIP 数据核字（2016）第 148688 号

健康三杯茶书系
养胃三杯茶你会喝吗？

吴大真　著　良石　整理

出 版 发 行	中国人口出版社	
印　　　刷	北京凯达印务有限公司	
开　　　本	710 毫米 × 1000 毫米　1/16	
印　　　张	15	
字　　　数	167 千字	
版　　　次	2017 年 1 月第 1 版	
印　　　次	2017 年 1 月第 1 次印刷	
书　　　号	ISBN 978 - 7 - 5101 - 4415 - 8	
定　　　价	35.00 元	

出 版 人	邱　立
网　　址	www. rkcbs. net
电 子 信 箱	rkcbs@126. com
总编室电话	（010）83519392
发行部电话	（010）83530809
传　　真	（010）83519401
地　　址	北京市西城区广安门南街 80 号中加大厦
邮　　编	100054

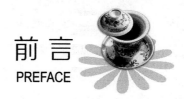

前言

PREFACE

回头细想，我与茶结缘已有50多年的光阴。在这几十年中，我用茶疗方法调理好了不少人的病症，其中有一些是亲戚、朋友、邻居，但更多的是单纯的病人。在治病过程中，很多病人后来都成为了朋友。无事闲聊时，我也会与朋友们唠唠家常，或者他们会向我咨询一些养生保健方面的知识。在聊天过程中，有些朋友会问我："吴教授，我们家某某又生病了，您看用什么茶方给调理一下？"聊天多了，我逐渐发现，几乎每个家庭中都有人患这样或者那样的胃病，这也正应了民间"十人九胃"的说法。

虽然胃病是一种常见病，但很多医生并不善于治疗胃病。在治疗胃病这件事情上，大部分医生采取的是西医治疗方法。病人胃一不舒服，就去医院找医生，这时医生就会开一大推的西药，吃上几次症状开始缓解，然而一旦停药，病情又开始严重，最终的结果是，病人变成了"药篓子"，但胃病并没有从根本上治愈。

看到无数庸医在用不合理的方法给病人治胃病，作为一名从医者我一直都有为大家做点儿事的想法，甚至想手把手教大家如何用茶疗法来防治胃病（虽然这种想法不现实，但请允许我有一种播撒爱心的思想）。正在我为这事儿琢磨时，刚好有出版机构约稿，我简单聊了一下自己的想法，对方极其看好，认为"养胃茶"是一个

1

很不错的创作主题，能为很多人解决肠胃方面的健康问题。

为什么越来越多的人患上胃部疾病？说起来，胃病与我们日常的生活习惯密切相关。关于胃病，著名演员姜文曾说："胃痛，光荣！一定是忙工作忙的。"的确，现代社会是一个快节奏、高压力、多元化社会，很多人为了工作总是熬夜加班、喝酒应酬，每日的一日三餐往往不是剩饭、就是快餐，这种不健康的生活、饮食习惯，肯定会对我们的胃造成严重伤害。

那如何来解决大家的胃病问题呢？常言道："病从口入"，同样我们也可以用逆向思维来解决胃病，想办法使"病从口出"。我认为，最好的养胃方式就是喝茶。正因为此，我在本书中重点围绕"茶养胃"来全面讲述，为大家提供治疗各种胃病的方法，自然茶疗不仅效果好，而且成本低廉，相当简单、便捷。每天只需几杯茶，就可以让胃舒适安和。

关于喝茶养胃这一主题，本书有一部分内容是进行中医理论知识方面的阐述，告诉读者为什么喝茶能够养胃。不过大量篇幅内容都是在介绍实战操作经验，告诉大家如何以茶疗法治愈胃病。比如，本书中说道：山楂蜜茶可治脾胃虚弱，陈皮茶可治脾胃虚寒，山神菜陈茶可治胃痛，双冬茶可治嘴唇干裂，绿梅茶可治胃胀气，玳玳姜片茶可治呕吐，乌梅芡实茶可治腹泻等。可以说，很多肠胃疾病都可以从书中找到适合的茶饮。另外，本书还从不同人群、不同季节、不同体质等角度讲述了茶的喝法，使读者真正掌握科学饮茶的方法。

总之，我创作的宗旨是使本书走进千家万户，而不希望它成为在图书馆里蒙尘的冷门著作。所以在创作过程中，我尽量回避晦涩、专业、学术性文字，多用故事、案例、口语，使整本书读起来通俗、易懂、生动、有趣，真正成为读者在客厅、枕畔反复翻阅的日常工具书。在读这本书时，大家不仅能够从中学到有用的知识，甚至能够信手拈来，三分钟即可从中找到适合自己或家人的茶疗法，对症喝茶，解除烦恼。我希望大家都能在"三杯茶"中享受快乐时光，最终实现健康长寿的美好愿望。

最后，我最想说的是，本书之所以能够顺利出版，必然少不了各位朋友的鼎力相助。尤其是北京良石嘉业文化发展有限公司的石永青先生以及中国人口出版社的各位编辑，他们都为本书的出版付诸了辛苦的劳动，我在这里对各位朋友致以真挚的感谢！

吴大真

2016年7月于北京

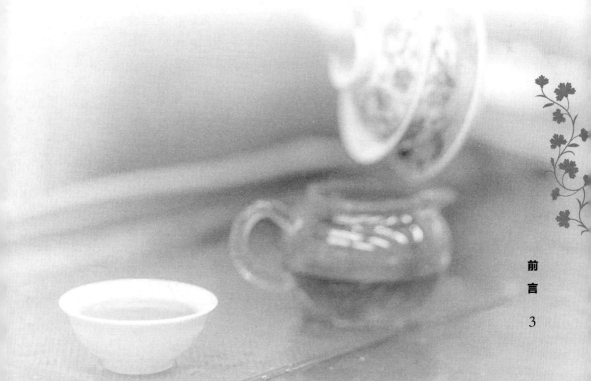

目 录
CONTENTS

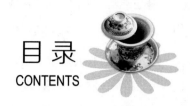

上篇　茶养胃，养出健康好"胃"道

中　篇　三杯茶，预防脾胃疾病

下　篇　对症喝茶，脾胃健康美一天

养胃一杯茶 你会喝吗？

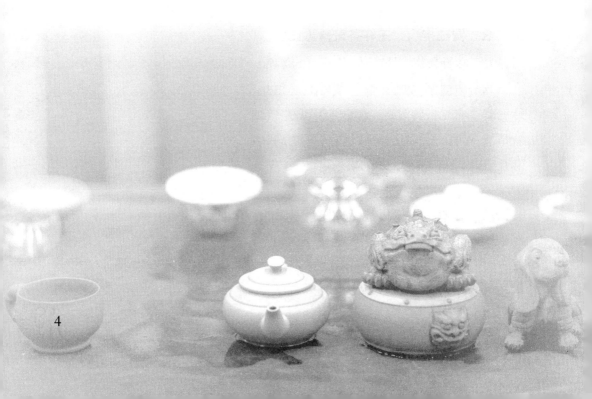

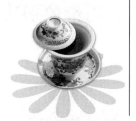

上 篇

茶养胃，养出
健康好"胃"道

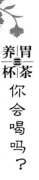

第一章　胃，你还好吗
——各类胃报警，胃健康堪忧

第一节　垃圾胃——饮食不节胃病扰

　　小张是刚步入社会的大学生，走出学校，随之而来的工作压力，加上工作与住宿的地方相隔较远，快餐成了小张的主食。刚开始还好，快餐既便宜又能填饱肚子，所以小张很满足，但时间久了，肠胃就开始以"胀满、疼痛"等方式提出抗议。小张很担心身体状况继续恶化，便托人来问我像他这种总是以快餐、垃圾食品填饱肚子的人群来说，有没有什么茶饮能够调理肠胃功能，从而改善他们的"垃圾胃"。

　　其实像这种情况，在年轻人当中非常普遍。很多年轻人由于工作忙、生活节奏快，便开始压缩吃饭时间。也正由于这种原因，满大街才会有各式各样的快餐店兴起，在上班族年轻人的支持下，很多快餐店的生意都相当不错。

"快节奏"的确是现代生活的一大特点，但我们的身体，尤其是我们的胃，其承受能力是有限度的。如果一个人长期亏待自己的胃，身体早晚都会出问题的。

由工作性质决定，我也接触过不少收入颇丰、工作高档的年轻人。与年轻人聊天，听到最多的一个词就是"生活品质"。那么，究竟何为生活品质，什么样的生活才算得上有品质的生活呢？也许在很多年轻人看来，能够经常出入高级咖啡厅，能够每周去高级健身俱乐部健身，能够穿得起高档名牌服装，能够佩戴价格昂贵的奢饰品，就算过上了有品质的生活。而我却认为，真正的高品质生活并不是靠金钱堆积出来的，而是要养成一种健康的、有规律的生活习惯。就从饮食这一点来说吧，如果一个人真正讲究生活品质，就不应该把各种垃圾食品搬到自己的餐桌上，更不能不顾及身体生物钟，任意打乱自己的饮食规律。

生活中，咱们经常听到"垃圾食品"这个词，那么究竟哪些食物是垃圾食品呢？其实，垃圾食品的概念很大，任何不健康、不卫生的食物都称之为"垃圾食品"，而经常装满垃圾食品的肠胃，则被称为"垃圾胃"。

虽然"垃圾食品"犹如过街老鼠，人人喊打，但在喊打的同时，仍然有不少人难以彻底远离垃圾食品。比如，我们把方便面叫作"亡国食品"，因为方便面中不仅缺乏维生素、矿物质等，而且含有多种危害人体健康的添加剂。但由于方便面具有方便、快捷、经济实惠等特点，依然是很多人眼中的"理想食品"。对于懒得做饭的人来说，早晨泡一袋方便面可以当早餐，晚上临睡前煮一袋，

3

又可以当夜宵，很显然方便面是这类人解决吃饭问题的最好方法。如果偶尔一次也就算了，但如果长期这样吃的话，不仅无法为身体供给足够的营养，而且会使人体因为缺乏纤维素、钙等物质而患上消化系统疾病。

不仅是方便面，其实很多快餐类食品都存在各种健康隐患。比如，当油炸食品煎炸过焦后，会产生致癌物质多环芳烃；培根、火腿等食品在腌制过程中，可能产生亚硝酸盐；很多蛋糕、面包、饼干等食品中会含有反式脂肪酸，这种物质会使我们血液中的胆固醇增高，增加了心脑血管疾病的发病风险。所以说，如果一个人总是靠垃圾食品生活度日，你的身体早晚会找你"算后账"。

生活中，因长时间食用垃圾食品而致病的例子比比皆是。前段时间，我在网络上看到一个热门帖子，说一个20多岁的女大学生，备战考研期间为节省时间，连续两个多月一直吃泡面，结果患了胃癌。另外，还有一年轻小伙，由于酷爱麻辣烫，结果吃成了"皮革胃"（即胃腔显著缩小，本来松软的胃壁变得坚硬，如同皮革一样），致使胃失去了自然蠕动的能力。当然，这两个例子比较极端，但我不得不提醒大家，这些年胃癌、肠癌等消化道疾病的发病率呈上升趋势，而且患者中有不少为年轻人，这的确与年轻人的饮食习惯有极大的关系。

那么，我们如何避免饮食不节对肠胃的伤害呢？要想使肠胃不变成"垃圾胃"，首先要做的就是科学饮食，远离对人体有害的垃圾食品。除此之外，还有一个行之有效的补救措施，那就是经常喝一些生熟混搭的普洱茶，这种茶在清理肠胃垃圾的同时，还能够起到养胃、护胃等作用。关于普洱茶，中医古籍《本草纲目》中记载："普洱茶味苦，解油腻、牛羊毒……刮肠通泄。"由此可见，普洱茶不仅可清除肠胃中的油脂肥腻等垃圾，而且还具有解毒作用，以保护我们的肠胃。另外，现代医学也证明，普洱茶具有显著的防癌、抗癌功效，经常饮用可预防多种癌症发生。

说起普洱茶，大家都不陌生，但很多人并不清楚，普洱茶还具有生、熟之分，而且生普洱与熟普洱具有不同的功效作用。为使大家能够科学、正确地饮用普洱茶，我在这里简单普及一下有关生、熟普洱的知识。所谓生茶，是指茶叶经过采摘、杀青后制成毛料，这些毛料经过筛选分为不同等级，然后将茶叶高温蒸压，制成各种形状，以自然方式陈列，这些未经渥堆发酵处理的茶，称之为生茶。由于生普洱茶性寒烈，对肠胃的刺激性强，所以肠胃功能不太好的人，不宜喝生普洱，否则容易出现胃痛、腹泻等病症；所谓熟茶，是指这些茶经过杀青、筛选之后，又经过了人工渥堆发酵，使茶性趋向温和，熟茶具有茶性温和、茶水丝滑柔顺、醇香浓郁等特点。从养生保健的角度来说，熟普洱茶含有维生素，可有效预防血管硬化。另外，熟普洱中含有丰富的有益菌群，在进入肠胃后形成一种附着膜，可有效保护肠胃。大家在喝熟普洱茶时，可以用沸水冲泡，也可以煎煮。如果煎煮的话，可以连续煎两三遍，然后将所得汁液混合，饮用时加热就可以了。

在诸多茶饮中，不仅普洱茶具有养胃、护胃功效，很多花草茶也具保护肠胃的作用。为帮助大家做好"保胃战"工作，我下面推荐几款最常用的养胃茶方，以解决饮食不节带来的各种胃肠问题。

养胃、护胃三杯茶

◇1. 普洱养胃茶

【原料】熟普洱8~10克。

【制法】先用滚水烫热茶具，以达到温壶、温杯作用，同时也洗涤了茶具；将熟普洱放入壶中，向茶壶中冲入1/4容量的滚水，然后迅速将水倒掉，以达到洗茶、醒茶效果；再向茶壶中倒入沸水，冲泡10秒钟后，将头道茶倒入公道杯中，然后均匀地分入小杯，趁温热饮用。通常第一遍茶快冲快出，第二遍茶泡20~30秒钟出水，具体冲泡时间要根据茶叶的压紧程度而定，若茶叶压得紧，冲泡时间可稍长一些，若压得松，冲泡时间可稍短些。

【用法】温饮。

【功效】养胃、护胃、降脂、降压、防癌、抗衰老、防辐射等。

【主治】胃炎、高血压、高血脂、肥胖、口腔异味、冠心病等症。

◇2. 白苍苡茶

【原料】炒白扁豆10克，薏苡仁6克，炒苍术3克，缩砂仁1克，蔗糖适量。

【制法】将前3味茶料洗净、沥干、打碎，装入纱布袋中，扎紧口；将茶袋放入杯中，以适量沸水冲泡，加盖浸泡10分钟后放入缩砂仁，再继续浸泡3~5分钟，加入适量蔗糖调味。

【用法】代茶温饮，每日1剂。

【功效】健脾和胃、补气、化湿、解毒等。

【主治】脾虚、胃胀、食欲不佳等症。

◇**3. 神仁六曲茶**

【原料】炒神曲5克，缩砂仁1.5克，柿蒂3克，白砂糖适量。

【制法】将前3味茶料洗净、沥干；将炒神曲、柿蒂装入纱布袋，扎紧口，放入杯中，以适量沸水冲泡；加盖浸泡10分钟后放入缩砂仁，再加入适量沸水，继续浸泡3～5分钟，然后调入适量白糖。

【用法】代茶饮，饭后30分钟温饮，每日1剂，连续服用3～5日。

【功效】健脾和胃、醒脾消食、行气调中、降呃逆等。

【主治】胸痞腹胀、食滞不化、呕吐、呃逆、腹泻等症。

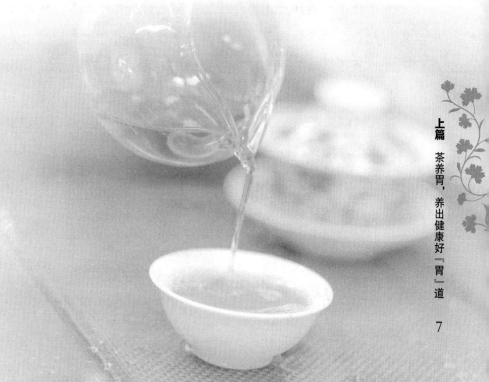

第二节　酒胃——酗酒无度胃惆怅

前不久收到一条有关喝酒的搞笑短信，其大致意思是：
"告诉你一种千杯不醉的好办法，喝酒前请先吃个王八，当你
在外面喝时，王八就会在你胃里喝。这样一来，喝酒的是你，
但醉酒的却是王八！"乍一看，这段话还蛮有道理的，但再仔
细一看，却发现是在讽刺那些贪杯之人。我以为朋友发给我是
为了逗乐，后知后觉想起这位朋友也是个贪杯之人，估计是担
心起自己的身体了。那么，酒究竟对人体有哪些害处？如果一
个人万不得已醉酒了，又有那些方法可以补救？

饮酒向来都是一个备受争议的话题。由于职业原因，也经常有
朋友或患者问我这样一个问题："吴教授，酒究竟是好东西还是坏
东西？"对于这一问题，我只能说，酒只是一种饮品，其本身并不
存在"好"或者"坏"的说法，而所谓酒的好与坏，完全在于饮酒
人的自我控制力。对于会喝酒的人来说，可以喝酒不损害健康；而
对于不会喝酒的人来说，则可能会把自己喝进医院，甚至醉酒而亡
的事情也时有发生。

关于酒，《本草纲目》中记载："少饮则活血行气，壮神御风，消愁遣兴；痛饮则伤神耗血，损胃亡精，生痰动火。"从这句话可以看出，酒是一把双刃剑，适量饮用可以养生，但过度饮用则会伤身。比如，对于睡眠不好的人来说，若晚餐时喝一杯啤酒，可有效改善失眠，提高睡眠质量；对于血液循环不畅通者来说，每天饮一小杯红葡萄酒，则有助于活血，以促进身体的血液循环；当一个人大量吃海鲜或肉食后，则可以喝少量白酒，以防止痛风；对于维生素缺乏者来说，则可以每天喝适量水果酒，有助于各种维生素的补充。

从中医角度来说，酒属于大热有毒之物，过度饮用容易造成湿热之邪，当热邪郁结在肝胆、脾胃等处时，则会出现肝胃不和，导致头痛、恶心、呕吐、胃痛、腹胀等症状。另外，现代医学也研究发现，过量饮酒会对消化系统造成极大的伤害。这是因为，正常人胃黏膜表层的上皮细胞和胃小凹清晰可见，而且分布均匀，而当一个人长期过量饮酒时，则会使高浓度乙醇停留在胃中，当乙醇与胃黏膜、十二指肠黏膜长时间接触，会使胃肠中的黏液和生物膜溶解，导致胃黏膜糜烂溃疡，最终诱发糜烂性胃炎、消化道出血等胃病，医学上称之为"酒精性胃病"。

听到这里，可能会有读者朋友为之一惊："原来酒精对身体的伤害如此之大呀，早知道的话，我就不喝那么多酒了。"那么，如何预防酒精对肠胃的伤害呢？当然，最有效的方法就是少饮酒或者不饮酒。但也有朋友会说："吴老师，我知道饮酒伤身，可我人在职场，总免不了各种宴会酒席。每当遇到这种场合，不但要把自己杯中的酒喝光，而且还要义不容辞地帮领导挡酒！"对于这种不得

不喝酒的朋友，虽然我无法让你杜绝喝酒，却可以提供几种行之有效的自我保护措施：

1. 切忌空腹喝酒。当一个人空腹喝酒时，酒精吸收的速度会加快，往往是几杯进肚，整个人就醉倒了。另外，空腹喝酒对肠胃的刺激也比较大，很容易诱发胃出血、胃溃疡等病。所以，一个人在喝酒之前最好先吃些肥肉、蹄髈等富含脂肪的食物，以减少酒精对胃黏膜的伤害。如果找不到可吃的食物，喝酒前也可以先喝一杯鲜牛奶救急，同样也能够起到保护肠胃的作用。

2. 酒后多吃水果或喝果汁。水果、果汁中含有大量果糖，这种物质可加速乙醇的分解代谢。另外，果汁或水果中的酸性物质也可以中和酒精，以减少酒精对肠胃的伤害。

3. 酒后吃一些容易消化的食物。比如面条、牛奶、蜂蜜都是酒后的最佳食物，它们不仅可以保护胃黏膜，而且有助于身体中乙醇等有害物质的分解代谢。

4. 解酒、醒酒茶。酒后适当饮用一些茶饮是很有必要的，一来可以解酒，二来茶叶中的茶碱具有显著的利尿作用，使酒精通过小便排出体外，以减少酒精对身体的伤害。

以茶解酒，这是古人们最常用的解酒方法。比如《本草纲目拾遗》中说道："普洱茶醒酒第一。"这是因为，当普洱茶进入肠胃后，会形成一种依附于胃表层的黏膜，对胃具有极强的保护作用。另外，与其他茶品相比，普洱茶中可溶性糖的含量较高，有助于酒精的分解，所以普洱茶被称之为"最佳解酒茶饮"。

普洱茶的具体冲泡方法，我在前文中已有介绍，不了解的朋友可以翻阅前文内容。不过，我在这里要好提醒大家一句，以普洱茶解酒时，茶汤不宜太浓，因为浓茶中的茶碱可使血管收缩，从而加速血压上升，导致酒后头痛症状加剧。另外，也许有些人不喜欢喝普洱茶，为满足更多的人喝茶选择，我在这里再推荐几款解酒效果显著的花茶饮品，以供大家参考饮用。

醒酒、护胃三杯茶

◇1. 葛花绿豆茶

【原料】葛花2克，绿豆10克。

【制法】将葛花、绿豆洗净、沥干；将绿豆打成粗末，同葛花一起放入纱布袋中，扎紧口；将茶袋放入杯中，以适量沸水冲泡，加盖浸泡25～30分钟。

【用法】酒后不适时立即饮用。

【功效】解酒醒脾、清热解毒、利水等。

【主治】酒后发热、烦渴、吐酸、呃逆、不思饮食等症。

◇2. 甘蔗红茶

【原料】甘蔗500克，红茶3克，蜂蜜适量。

【制法】将甘蔗去皮、切碎、榨汁；将甘蔗汁和红茶共同放入锅中，加水煎煮，去渣取汁。

【用法】不拘时代茶饮，每日1剂。

【功效】清热生津、醒酒和胃、养肝润肺、利尿、滋补肝肾等。

【主治】酒后呕吐、脘腹胀满、咽干口渴、喉痒咳嗽等症。

◇3. 山楂荷叶茶

【原料】山楂50克，荷叶50克，薏苡仁50克，葱白30克，白

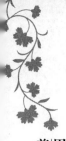

糖20克。

【制法】将前4味茶料洗净，放入锅中；加水煎汤，去渣取汁，加入适量白糖调味。

【用法】代茶饮，每日1剂。当日饮完，最后将山楂吃掉。

【功效】解酒保肝、健脾和胃等。

【主治】酒后恶心呕吐、脘腹胀满等症。

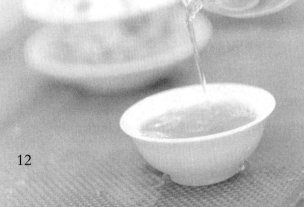

第三节　烟胃——吸烟过量胃有难

很多有烟瘾的人都喜欢饭后来一根，有时候瘾上来了，还会一阵猛抽，然后胃就开始作怪了，那么，抽烟是否也会对肠胃造成影响呢？

适量饮酒对身体具有一定的保健作用，而抽烟则对身体百害而无一利。很多人开始吸烟是出于好奇，时间久了就会被尼古丁控制，欲罢不能。要知道，吸烟对身体的危害极大，它不仅对气管、肺等呼吸器官有危害，而且还会伤害到我们的胃。

吸烟也能伤胃？也许有一些朋友不太赞同我这种说法。在这里，我简单给大家解释一下吸烟伤胃的原因。当一个人抽烟时，烟雾虽然不会直接进入消化道，但烟雾中的有害物质却可以经过口腔黏膜、呼吸道进入人体，然后通过血液循环进入消化道，从而诱发各种消化系统疾病。比如，很多烟龄长的男性朋友，大都一副面容消瘦的模样，而且常常会伴有胃痛、食欲不佳等症状，其实这都是由吸烟导致。

针对抽烟对胃的影响，医学上作过许多研究，其中有一组研

究调查数据如下：①吸烟者慢性胃炎和胃溃疡的发病率是不吸烟者的2～4倍；②当用同样的药物对相同的胃病进行治疗时，不吸烟者的治愈率为90%，而吸烟者的治愈率只有63%；③当胃病治愈停药后，不吸烟者的复发率为53%，而吸烟者的复发率却高达84%。通过以上数据足以发现，经常吸烟的人不仅容易患胃病，而且胃病的治愈率也会降低，即使治愈了，以后也极容易复发。

有一句俗话叫"十胃九病"，这句话提醒我们，胃作为最大的消化器官，其实它并不像我们想象的那样强大，而是很容易受伤得病的。那么，如何来保护我们娇贵的胃呢？一个人要想胃功能健康，除注意饮食外，还应该做到少抽烟或不抽烟。对于烟史较长的朋友来说，很难做到一时半会儿就戒掉烟，这时可以通过茶饮调理来保护肠胃。比如，我经常给吸烟的朋友推荐无花果绿茶，这款茶可以减少肠胃中的有毒物质，以达到有效抵抗烟毒的效果。

为方便经常吸烟的朋友饮用，我给大家介绍一下无花果绿茶的冲泡方法：首先准备无花果2枚、绿茶10克；将以上2味茶料洗净，放入锅中，加适量清水，煎煮15分钟，去渣取汁代茶饮用，每天饮用1剂。无花果绿茶具有健脾和胃、润肠通便、生津止渴、祛脂解毒、润肺止咳等功效，不仅可以预防烟毒对肺脏的伤害，而且有助于脾胃虚弱、消化不良、不思饮食等脾胃病症的调理治疗。

其实，不仅无花果绿茶具有健脾和胃、去烟毒等功效，很多中医花茶也具有良好的抗烟毒作用。为给吸烟的朋友提供更多的选择，再推荐几款抗烟毒茶方。

养胃、抗烟毒三杯茶

◇ **1. 红茶红糖茶**

【原料】红茶3～5克，红糖适量。

【制法】将红茶放入保温杯中，以适量沸水冲泡，加盖焖置10分钟，调入适量红糖。

【用法】代茶饮，饭前热饮，每日3剂。

【功效】保护胃、肠黏膜，防止消化道溃疡等。

【主治】胃炎、胃溃疡等症。

◇ **2. 五加甘陈茶**

【原料】五加皮15克，甘草10克，陈皮10克。

【制法】将以上3味茶料洗净，加水煎汤，去渣取汁。

【用法】代茶饮，每日1剂，2次分服。

【功效】理脾和胃、养胃等。

【主治】慢性胃炎、胃十二指肠溃疡等症。

◇ **3. 胡萝卜枸杞子茶**

【原料】新鲜胡萝卜150克，枸杞子30克。

【制法】用水洗净新鲜胡萝卜的外表皮，放入沸水中焯一下；捞出、切碎，放入榨汁机中，加入适量凉开水绞榨取汁；用干净纱布过滤，将汁液放入杯中备用；将枸杞子去杂质、洗净，放入砂锅中，加入适量清水，用大火煮沸，改用小火煨30分钟，将胡萝卜汁放入锅中，再次煮沸。

【用法】代茶频饮，每日1剂，当日饮完。

【功效】健脾养胃、润燥、防癌、明目、排毒养颜、除烟毒等。

【主治】胃炎、肺癌、口腔癌等症。

第四节 熬夜胃——疲劳倦怠胃难安

在工作压力越来越大、生活节奏越来越快的今天，熬夜已成为年轻人的生活主题。尤其像一些做编辑的，熬夜赶稿子更是家常便饭。时间一长胃痛、胃胀、恶心、食欲不振等各种肠胃不适症状都出来了。为什么熬夜会导致胃病？又有什么方法来缓解熬夜对胃的伤害呢？

熬夜会对人的身体带来很多损害，其中胃痛、胃胀是最常见的症状。经常熬夜的人大都会有这样的经验：当一个人夜深之时还没有睡觉，胃部就会出现针扎般的刺痛感，这个时候如果吃些热的、软乎的夜宵，比如吃点面包、喝杯热牛奶，刺痛感就会逐渐缓解。

很多人都有过类似经历，却不知道为什么会出现这种现象。为解释清楚这一现象，我首先给大家科普一下"胃排空"的概念。所谓胃排空，是指食物由胃排入十二指肠的过程。通常情况下，胃对纯脂肪类食物的排空时间是5~6个小时，对蛋白质类食物的排空时间是3~4个小时，淀粉类食物排空所需要的时间更短，如果取平均值作为混合食物的排空时间，那就是4~5个小时。也就是说，很多人在熬夜时，他的胃正处于排空状态。大家都清楚，一个人熬夜工作时，需要消耗大量的能量，如果这时胃是空的，胃中的消化液就会直接刺激胃壁，从而导致胃痛，这也正是吃东西能够缓解胃部不适的真正原因。

尤其是一些爱美女孩子，因为怕吃夜宵会导致肥胖，即使肚子饿了也总是硬扛着，这时倒霉的胃也只好跟着受罪。实在受不了了，胃就开始发胀、发痛，严重的还会发展成胃炎、胃溃疡等慢性疾病。另外，熬夜时为了提神，很多人会喝咖啡、浓茶等饮品，这些饮品会导致胃酸分泌增多，加重胃部不适感，对于已经患有胃炎、胃溃疡等胃部疾病的人来说，这无疑是火上浇油。

我曾经遇到过一个胃病患者，是个做IT的年轻人，人很消瘦。他说自己由于工作原因，经常要熬夜加班，时间长了感觉腹部隐隐作痛。有时候感觉自己很饿，但每顿饭却总是吃几口就饱了。我看了一下他的舌苔，发现他舌苔偏红，并且舌苔很少，属于明显的胃阴不足症状。根据各种表现，我给他推荐了中医茶疗调理法，大概一个多月，各种胃部不适症状基本消失。

从中医五行上来说，胃五行属土，具有"喜润恶燥"的特点，也就是说，我们的胃像土地一样喜欢滋润的环境。而在睡眠方面，中医也有一种很著名的说法，叫"浓睡为养阴之法"。所以，当一个人经常熬夜睡眠不足，则会使情绪长期处于紧张状态，时间一长则会在不知不觉中"暗耗阴液"。

说到这里，可能有读者朋友会问："吴老师，阴液是什么，它对肠胃又有什么作用呢？"中医所说的"阴液"是一个很宽泛的概念，简单点讲，身体中一切富有营养的液体都可以归为此类，其中

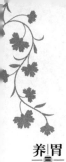

也包括胃所分泌的胃酸和蛋白酶等胃液。由于大部分人进食是有规律的，所以胃液的分泌在一天之中也具有高峰和低谷之分。但一个人若总是熬夜，就会使胃的"生物钟"混乱，导致胃液分泌失常。而胃液分泌失常又会导致胃阴不足，影响肠胃的消化、吸收功能，从而诱发各种胃部不适。比如，很多熬夜的人常感觉胃里面好像塞着什么东西，满满的胀胀的，有时明明饿了，却吃不下东西，这就是胃阴不足的典型症状。

其实，判断一个人是否胃阴不足，有一个很简单的方法，那就是看舌苔。通常情况下，正常人的舌苔是白色的，薄薄的一层覆盖在舌头上，看上去也比较润泽。而当一个人胃阴不足时，其舌苔则会发红，看起来也比较干燥。由于身体中的津液减少，胃阴不足还常常会伴有口干舌燥等症状。

那么，如何治疗因熬夜而导致的胃阴不足呢？最简单有效的方法就是食疗，比如，平时可以多吃枸杞、银耳、鸭肉、牛奶、桑葚等食物。另外，也可以选用一些具有滋养胃阴作用的中药材泡茶喝，比如石斛、百合、淮山、玉竹等都具有滋阴功效，经常喝这类茶饮，可缓解熬夜带来的各种不适感。为方便饮用，我给大家推荐几款具有滋阴养胃功效的茶方。

滋阴养胃三杯茶

◇ **1. 滋胃茶**

【原料】炒白芍10克，北沙参10克，麦冬10克，丹参10克，生姜芽10克，乌梅肉6克，鸡内金5克，炙甘草3克，玫瑰花3克，金钗石斛适量。

【制法】将以上茶料放入容器中，加适量冷水，使水浸过药面；浸泡15分钟后大火煎煮，煮沸后调小火再煮20分钟，去渣取汁大约300毫升。

【用法】温饮，不拘时，代茶饮。

【功效】滋阴养胃。

【主治】阴虚型胃痛。

◇2. 生津茶

【原料】青果5克，金石斛10克，菊花10克，竹茹6克，麦冬10克，桑叶10克，鲜藕10片，黄梨2个，荸荠5个，鲜芦根2支。

【制法】将青果捣碎；黄梨洗净，去皮；荸荠洗净；鲜芦根洗净，切段；将青果、黄梨、荸荠、鲜芦根同其他茶料一起放入锅中，加水煎汤，去渣取汁。

【用法】代茶饮，每日1剂，当日饮完。

【功效】养胃生津、清燥除热等。

【主治】胃阴不足型慢性胃炎。

◇3. 沙参山药茶

【原料】北沙参30克，淮山药30克。

【制法】将北沙参、淮山药洗净、切碎，放入锅中，加适量清水浸渍2小时，然后煎煮40分钟，去渣取汁；再往药渣中加适量清水，煎煮30分钟，去渣取汁，将2次的药汁合并。

【用法】代茶饮，每日1剂，当日饮完。

【功效】补脾养胃、滋阴益气等。

【主治】气阴两虚胃阴不足型胃炎。

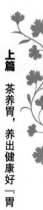

第五节　压力胃——压力山大胃失调

经常听到有年轻人吐槽，说工作压力、生活压力大，活得如何如何不容易。对此我也深有体会，上学时拼名次拼成绩，上班后又拼业绩，一路拼过来真的感觉"亚历山大"。当然，理智点讲，压力也是动力。不过，如果一个人总是压力太大，身体会扛不住，比如很多压力大的人常常会患胃疼、胃胀等消化系统病症。

的确，当一个人压力过大时会出现肠胃方面的毛病，这个问题在年轻人群中也很具有代表性。说句实在话，精神压力的确是胃的一大"杀手"。年轻人进取心强、肯拼搏是值得肯定的。青春不是用来迷茫的，而应该通过自己的努力为社会作出更大的贡献，为自己创造更好的前程，这是百分之百的正能量。但是，一个人拼搏却不能以健康为代价，在努力工作、努力学习的同时一定要兼顾身体，而不是透支健康。

最近一段时间，中国医院协会针对中国城市"白骨精"健康状况进行调查，其调查结果显示，最困扰城市白领的三大健康问题分别是：肠胃、肝脏等消化系统疾病；颈椎、腰椎、骨质增生等运动系统疾病；失眠等神经系统疾病；其中消化系统疾病占26.5%。

在接受调查的一万多人中，有90%以上的人表示自己曾经有过胃部不适，30%以上的人经常胃疼，将近10%的人表示几乎每天都会如此。肠胃健康问题之所以如此普遍，归根结底还是我们没有善待它。前面咱们也曾经讲过，饮食不规律、熬夜、抽烟等不良生活习惯都会对肠胃造成伤害，除此之外，精神压力大同样是肠胃的一大"杀手"。

在年轻白领人群中，由于精神压力大导致的功能性消化不良在胃病中占大多数。这是因为，当一个人精神过于紧张时，会引起交感神经兴奋、肾上腺激素分泌增多等一系列人体内环境的变化，从而诱发胃壁肌肉收缩、痉挛，而且会导致胃黏膜的血液供应和胃酸分泌发生变化，引起胃胀、胃痛、消化不良等不适感，严重的还会发展成慢性胃炎、胃溃疡等胃病。

关于肠胃功能与精神、情绪之间的关系，医学上有观点认为，胃肠系统是最能表达精神情绪的器官，当人的内心情绪稍有波动，就会立马反映到胃肠上。所以，如果一个人长时间处在高压环境中，很容易导致"压力型胃病"。

大家都知道，当一个人精神压力大时，很容易出现抑郁、烦躁、愤怒等不良情绪。中医认为，抑郁、愤怒等不良情绪会伤及我们的肝脏，而肝气犯胃，又会引起胃痛、胃胀或嗳气等症。那么，我们如何来减少精神压力对肠胃的伤害呢？此时，我们可以通过茶疗的方法来改善肠胃功能，比如，中药中的黄芪、当归、酸枣仁、莲子等药材都具有养胃、护胃的作用，我们平时可以用这些材料泡

制或煎煮茶饮。为方便大家饮用，我在这里介绍几款具有减压、解郁、养胃功效的茶方。

减压养胃三杯茶

◇1. 橘皮绿茶

【原料】鲜橘皮15克，绿茶3克，红糖适量。

【制法】将橘皮切丝，同绿茶一起放入杯中，以适量沸水冲泡，加盖焖置10分钟。

【用法】代茶饮，每日1剂，可回冲3～5次，当日饮完。

【功效】行气解郁、开胃健脾等。

【主治】肝气犯胃所致的慢性浅表性胃炎、胃痛、胃胀、食欲不佳等症。

◇2. 青皮沙参蜜茶

【原料】青皮10克，南沙参10克，蜂蜜5克。

【制法】将青皮、南沙参洗净，放入砂锅，加适量清水，大火煎煮；煮沸10分钟后调小火再煮10分钟，去渣取汁，调入适量蜂蜜。

【用法】代茶饮，每日1剂，当日饮完。

【功效】疏肝和胃、消积化滞、滋阴等。

【主治】肝气犯胃型慢性胃炎、胃脘痛、呕吐、呃逆、胁痛等症。

◇3. 莲心甘草茶

【原料】莲子心2克，生甘草3克。

【制法】将以上2味茶料洗净，放入杯中，以适量沸水冲泡，加盖焖置片刻。

【用法】代茶饮，不拘时，每日1剂。

【功效】清心去火、补脾止泻、养心安神等。

【主治】脾胃不和、情绪不畅、心烦易怒、失眠等症。

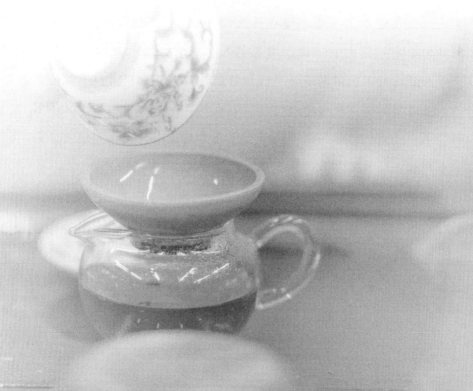

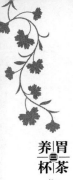

第二章　你不知道的胃
——脾胃互为表里，为后天之本

第一节 胃者，太仓也
——胃主受纳、腐熟水谷

　　最近看了一些介绍中医入门知识的文章，感觉挺有意思的。有一篇文章上说，中医将人体器官分为"五脏六腑"，而且还对不同脏腑进行了官职分配。比如，中医常说"心为君主之官"，"胃为仓廪之官"，也就是说，心脏相当于人体君主，是我们身体的最高统治者，而胃则是人体营养的供应者。那么，肠胃又是如何为身体提供营养的呢？

　　大家平时经常会听到"五脏六腑"这个词，也知道这是对人体脏器的总称，但对于"五脏六腑"的具体功能，可能很多人并不太清楚。从中医理论上来说，可以把人体脏器分为脏与腑两大类。

那么，究竟何为"脏"和"腑"呢？所谓脏，是指胸腹腔中内部组织充实的器官；所谓"腑"则是指空心的器官。"五脏"包括脾、肺、肾、肝、心等5个器官；"六腑"包括胃、大肠、小肠、三焦、膀胱、胆等6个器官。你看，五脏六腑其实就是这么回事儿。

从功能上说，五脏的共同功能是贮藏精气。所谓精气，就是指能充养脏腑、维持生命活动不可缺少的营养物质；六腑的共同功能则是消化食物，吸收营养、排泄糟粕。

下面我还是回到本节的主题来，给大家重点讲讲"胃"这个器官。《黄帝内经·灵枢·海论》说："胃者，水谷之海。"除了"水谷之海"，还有称之为"太仓"的，可见胃具有"受纳、腐熟水谷"的功能。受纳，就是接受和容纳；水谷，是指我们所吃的食物以及喝的水等。其实，老祖先的这一研究成果和现代医学的理论也是一致的。大家都知道，人的消化过程是从口腔开始的，每天的食物经牙齿咀嚼、磨碎，再经舌头搅拌并与唾液混合，最后经食管进入胃。这个时候胃就像一个粮仓，上接食管，下通小肠，一是暂时贮存食物，二是对食物进行初步消化，也就是中医所说的受纳、腐熟。

俗话说，人是铁饭是钢。胃所受纳的水谷是整个人体的营养之源，我们每天的生命能量和气血津液的化生，都需要依靠饮食的滋养。古书中记载："水谷之海，五脏六腑之大源也。五味入口，藏于胃，以养五脏气。"可见胃的受纳功能是整个消化吸收过程的基础，也是人体生命健康的源头，所以古人说"人以水谷为本，故人绝水谷则死"。身体再强壮的勇士，如果让他七天不吃饭，估计也会变得就像霜打的茄子一样。

"腐熟"是指胃对食物进行初步消化，形成"食糜"的作用过程。未经腐熟的食物被留阻在胃中，通过胃壁肌肉的舒张、收缩和蠕动，食物与消化液充分混合，在胃中阳气的蒸化下形成食糜，有利于进一步消化吸收，这个过程，中医称之为腐熟。食物经过胃的腐熟作用形成食糜后，胃内压增高，促使幽门开放，使食糜推向小肠，开启进一步的吸收过程。

胃的受纳腐熟功能是消化过程的开始，只有这样，我们的身体才能更好地摄取营养。可以说，胃的腐熟功能是非常重要的，只有经过胃的腐熟，水谷才能提供人体所需要的精微物质，人的气血才能充盛，脏腑组织才能得到充养而正常运行。胃的受纳腐熟功能强健，就可以为机体气血提供充足的营养物质；而如果胃功能受损，必然引起食物消化吸收障碍，从而使整个人体气血供应不足，所以中医又将胃称为"气血之海"。

我身边就有不少朋友，胃总有这样那样的毛病，最突出的表现就是吃饭忌讳多。为什么会这样呢？中医认为，胃功能的强弱取决于胃气的盛衰。胃主受纳功能的强弱，反映于能食与不能食。能食则胃的受纳功能强；不能食，则胃的受纳功能弱。胃的腐熟功能受损可以理解为消化不良，症状表现为胃部疼痛、饱胀、胃灼热（反酸）、嗳气等。

一般来说，影响胃的受纳、腐熟功能的原因有很多，慢性胃炎、胃溃疡等胃部疾病，天寒受凉或多食不易消化食物，情绪不好、工作过于紧张等都有可能。关于这个问题，一句话也说不清楚，咱们以后再详细讲。

在日常生活中，如何调节胃的受纳、腐熟功能呢？根据我的经验，建议大家从茶饮入手，中医古籍中对此有许多经典茶方，下面为大家推荐三杯养胃茶，大家可以了解尝试一下。

健胃助消化三杯茶

◇1. 金橘茶

【原料】金橘3枚。

【制法】将金橘洗净、沥干，压扁，放入杯中，以适量沸水冲泡。

【用法】代茶饮，温饮，不拘时。

【功效】开胃、助消食。

【主治】食滞纳呆、恶心呕吐等症。

◇2. 三鲜消滞茶

【原料】鲜山楂20克，鲜萝卜30克，鲜青橘皮6克，冰糖适量。

【制法】将前3味茶料洗净，切丝备用；将准备好的茶料放入锅中，加水大火烧沸，调小火煨30分钟，去渣取汁，加入适量冰糖再次煮沸。

【用法】每日3次，每次20～30毫升，连续服用3日为1疗程。

【功效】行气健脾、开胃、散结等。

【主治】脾胃气滞导致的腹胀、纳食不化等症。

◇3. 麦谷枣茶

【原料】麦芽3克，谷芽3克，大枣5克。

【制法】将麦芽、谷芽、大枣洗净，沥干；将麦芽、谷芽研成粗末，将大枣去核，一同装入纱布袋中，扎紧口；将茶袋放入杯中，以适量沸水冲泡，加盖焖置25～30分钟。

上篇　茶养胃，养出健康好「胃」道

27

【用法】代茶饮，午饭、晚饭后分2次温饮。

【功效】健脾开胃、消食化积、下气、益气生津、解药物等。

【主治】脘腹胀满、食欲不佳、积食不化、宿食停滞等症。

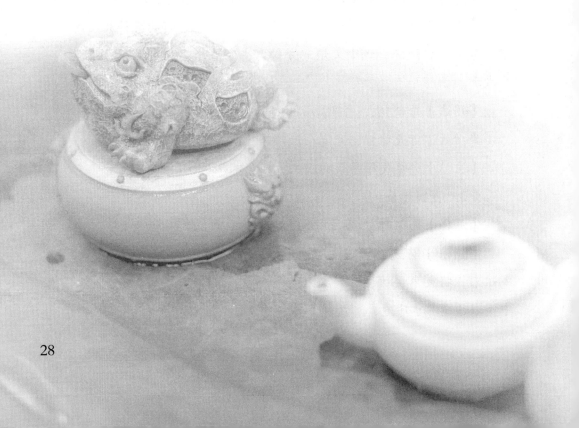

第二节　脾胃，气血生化之源
——脾胃互为表里，养胃需养脾

前些天，有位朋友感觉胃有些不舒服，于是找中医调理了一下，大夫诊过脉后说是"脾胃不和"，需要吃些健脾养胃的药。朋友看过一些介绍中医入门知识的文章，上面提到胃的时候也总是同时会把脾也带着说出来。所以他觉得在中医里脾胃好像是一个整体，但是中学时生物老师又说脾是免疫器官，功能就是吞噬清除血液中的病原体和衰老的血细胞，这么一看，脾和胃的消化吸收功能貌似也没什么联系，朋友大概是真被绕晕了，跑过来问我为什么中医把脾和胃的关系说得这么紧密？

这个问题牵涉到很多中医知识，从这些问题来看，已经进入追根溯源的境界了。趁着这个机会，为大家讲一讲脾胃之间的关系。

我首先要跟大家科普一下，虽然比较枯燥，但是请各位耐着性子听听。我们要明白一点，中医所说的脾胃和现代解剖学上的脾与胃不是同一个概念，大体上可以这样理解，中医里的"胃"与现代医学中的胃基本一致，它有接受食物和腐熟（也就是消化）食物的

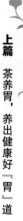

功能。而"脾"则包括了所有与消化吸收有关的器官（如脾、胃、胰、肠等），以及与代谢有关的器官（如肝、胆、肌肉等）。就生理和病理而言，中医所讲的脾胃不仅仅是指两个脏器，而是从功能角度出发，综合涵盖了消化系统和部分循环系统，远远超出解剖学意义上的脾和胃的范畴。

前面咱们曾讲过，中医将人体内的脏器分为五脏六腑，并分别用各种官职来比喻它们的功能，胃是仓廪之官，负责受纳腐熟所饮食物。那么和胃关系紧密的脾又是什么"官职"呢？中医给它封的是"谏议之官"，就像朝中负责提意见的官员，如果人体哪里出现问题，脾就会把信息传递出去。不仅于此，脾还负责机体运化、布散精气，所以中医将脾胃合称为后天之本，气血生化之源。显然，这是十分有道理的。

什么是"后天之本"呢？就是指人在出生之后，身体发育所需的、从外界获得的营养全部来自于脾胃。中医认为脾和胃属于主管消化吸收的脏腑，两者相互对应，脾胃不好的人，其消化吸收功能不好，身体得不到足够的养分滋养，自然不可能强壮。"气血化生之源"则是指人体吃下的食物经进入胃，在胃中腐熟，而后其精华（也就是所谓的水谷之精，或者水谷精气）被脾吸收，为化生精、气、血、津液提供足够原料，并由经络运化全身，让人体得到足够的滋养。

中医还经常讲"脾胃互为表里"，这又牵扯到中医理论体系中的一个重要的概念。说到"互为表里"还得从"五脏六腑"的分类说起，前面已经讲过，"脏"是指实心或有机构的器官，包括心、肝、脾、肺、肾；"腑"是指空心的器官，包括小肠、胆、胃、大肠、膀胱，以及将人体的胸腔和腹腔合并起来称为"三焦"。中医认为，五脏六腑各自都有其相对应的经脉，脏和腑除了在性质上有明显的差异外，其各自经脉的位置各有不同。脏的经络在手臂和腿部的内侧，以及身体的前侧。腑的经络则在手臂和腿部的外侧，以及身体的背面。但是，脏和腑的经脉之间又存在着一种奇妙的关系，每一条脏的经络都与一条腑的经络相对应，它们之间是紧密相连的，两条经络上的各种物理特性，例如温度、导电性、体液流动等，都会互相受到密切的影响。中医就把经脉位置互相对应的脏和腑视为相同的系统，称为"互为表里"。

具有互为表里关系的脏和腑是肺与大肠、心和小肠、肝和胆、脾和胃、肾和膀胱，所以说，在中医里，脾和胃是一个系统，它们之间有着极其重要的关系。我们经常说到的"胃气"，其实是一个广义的概念，并不单纯指"胃"这个器官的功能，其中包含了脾胃的消化吸收能力、后天的免疫力、肌肉的功能等。胃气的盛衰影响整个消化系统的功能，对人体生命和健康至关重要。脾胃出了问题，很可能连累五脏。中医里有一句话，"养脾胃就是养元气，养元气就是养生命"，脾胃健康是决定人寿命长短的重要因素。

看到这里，相信大家应该对脾胃有一定了解了。就是说，人体的消化过程在胃内完成，但胃肠道所吸收的营养素要转变成气血津液等物质，并为全身各组织器官所利用，还要靠脾的化生和输布。胃受纳食物、腐熟水谷，为脾的运化打下基础；脾运化的水谷精微营养全身，又为胃继续受纳与腐熟水谷提供能源。脾和胃各司其职又紧密合作，所以中医在治疗胃病时，总的思路和原则就是健脾和胃，提高脾胃的整体功能，会收到较好的效果。

健脾和胃三杯茶

◇**1. 红枣红茶**

【原料】红枣10枚，红茶3克。

【制法】将红枣洗净，剖开去核；将红枣、红茶一同放入有盖的茶杯中，以适量沸水冲泡，焖置15分钟。

【用法】代茶饮，每日1剂，可回冲3～5次，当日饮完，最后将红枣吃掉。

【功效】补气养肝、健脾益胃、美容养颜等。

【主治】形体消瘦、面容憔悴、面色萎黄、精神疲倦、身体乏力等症。

◇**2. 桂圆红枣茶**

【原料】桂圆10克，红枣10颗，红糖、蜂蜜适量。

【制法】将红枣洗净去核，桂圆去壳去核；用剪刀将红枣、桂圆剪碎（越碎越好），以便煮烂；把剪碎的红枣和桂圆放入锅中，加水2碗，大火烧开后调小火，焖煮至水分收干；加入红糖，用勺子按压、搅拌至全部融化；将熬好的汁液装入干净的瓶子中，等瓶子不烫手的时候加入少许蜂蜜；将熬制好的桂圆红枣茶放入冰箱储藏，喝时兑水稀释饮用。

【用法】代茶频饮。

【功效】补心脾、益气血、安神养心、润肺、改善气色等。

【主治】倦怠无力、面色苍白无华、失眠健忘、痔疮出血、缺铁性贫血等症。

◇**3. 太子参茶**

【原料】太子参9克，麦芽9克，红糖30克，红茶3克。

【制法】将以上4味茶料放入锅中，加水煎煮，去渣取汁。

【用法】代茶饮，每日1剂。

【功效】健脾益胃、和胃等。

【主治】脾虚纳呆、不思饮食等症。

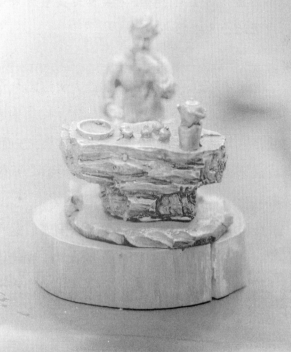

第三节　胃脉络于牙龈
——脾胃龈先知，看牙龈识脾胃

　　身边好多年轻朋友跟我说微信朋友圈里最近有一些关于小偏方的帖子传得挺火的，其中有不少治疗牙疼的偏方，还很详细地把牙疼分了好几类，比如实火牙疼、风火牙疼等，不同的牙疼有不同的治疗方法，只是看上去挺详细的，就是不知道靠不靠谱。朋友觉得这些分类都是按中医来分的，所以想问问我中医治疗牙痛的办法。

　　说起牙疼这一问题，可真让人头疼哟！众所周知，牙疼是常见的口腔疾病，老话说，牙疼不是病，疼起来要人命。如果仔细想想的话，这句话说得其实挺有意思的，一方面是说老百姓不把牙疼当成病来看待，另一方面又强调牙疼的痛苦，提示大家不可掉以轻心。

　　在民间流传着许多治疗牙疼的偏方，这也说明牙疼的普遍，人们为对付牙疼想了各种各样的办法。作为传统医学的中医当然不会对这种常见的疾病视而不见，你刚才说的实火牙疼、风火牙疼等就是中医对牙疼的分类。既然有分类，必然是要对症用药，并且中医治疗疾病往往是从整体观念出发的，对待牙疼自然也不例外。

在我们多数普通人看来，牙疼是牙齿与牙周局部组织疾患所引起的，但从中医角度来说，牙疼大都与外邪侵袭、胃肾功能失调以及虫蚀有关。中医古籍《塘医话》中讲"齿为骨之余、龈为胃之络"，并且"肾主骨"，所以牙齿与肾关系密切，而牙龈则和胃有关联。所以说，同样是牙痛，治疗的方法却有所不同，要根据具体情况判断到底是什么原因引起的。

• 实火牙疼和虚火牙疼

中医把因为胃部问题引起的牙疼称为实火牙疼。如果一个人的胃火比较旺，或因为烟酒刺激、吃了辛辣的食物以及风热邪毒外犯等原因，都会导致胃火上升，伤及牙龈，引起牙疼。一般来讲，急性牙痛、牙痛剧烈，牙龈与颜面红肿，多是因胃部的问题引起的，有的还会有头痛、口渴、发热、舌苔黄腻等症状。这种情况要从胃治，以清胃泻火、凉血止痛为主。虚火牙痛指的是因为肾阴亏损引起的牙痛，一般程度较轻，每到午后和半夜时候，病情就要加重，常出现牙齿松动、红肿不明显，要从肾治，以滋阴益肾为主。

• 望诊牙龈可知脾胃健康

既然牙痛由不同的原因引起，我们也就能反过来从不同的牙痛症状来判断不同脏器的健康情况，中医通过望诊牙龈就可以知道脾

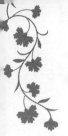

胃是否健康。

正常人的牙龈是淡红色的，而且坚实、润泽，如果牙龈红肿，容易出血，多是胃火上炎所致，有的会和慢性胃炎有关，属于急性牙髓炎，要忌食辛辣之物，服用降胃火的药物；如果牙龈仅是肿胀，一般属于慢性牙周病；如果牙龈色淡、不肿、出血的话，主要是脾虚所致，要吃一些健脾的药物。

● 调节胃火一般从清热、清滞入手

中医说的胃火，通常由湿热和食滞两原因引起的。调节胃火一般从清热、清滞入手，饮食要节制，少吃热烫、油腻的食物，尽量多吃黄绿色蔬菜和时令水果，补充维生素和无机盐。

另外，我重点给大家推荐有针对性地饮用一些保健茶饮来进行日常养胃。其实，我们平时经常吃的食物中就有许多具有清胃火的功效，比如绿豆茶能清热解毒、清心胃之火；萝卜归肺、胃经，用萝卜煎水可以润肺清胃。再比如，我国很早就有喝芦根茶的传统，这个简单的方子效果其实非常好。《本草纲目》称芦根味甘、性寒，具有生津，清热、利尿的功效，可以减轻胃火症候，对于因胃热引起的牙痛、呕吐等病症有很好的治疗和缓解作用。

祛胃火止牙痛三杯茶

◇**1. 芦根橄榄茶**

【原料】干芦根30克（鲜品90克），咸橄榄4个。

【制法】将芦根洗净，切碎，将橄榄去核备用；将准备好的茶料放入锅中，加水煎汤，去渣取汁。

【用法】代茶饮，每日1剂。

【功效】泻胃火、清热解毒、润燥生津等。

【主治】脾胃积热导致的牙痛、牙龈肿痛、口臭、大便干结等症。

◇2. 细辛沙参茶

【原料】细辛3克，沙参30克。

【制法】将以上2味茶料研成粗末，装入纱布袋中，扎紧口，放入杯中，以适量沸水冲泡，加盖焖置15分钟。

【用法】代茶饮，不拘时饮用。

【功效】散火止痛、养阴生津等。

【主治】胃火过旺所导致的牙痛、口疮等症。

◇3. 升麻薄荷茶

【原料】升麻10克，薄荷6克。

【制法】将以上2味茶料放入锅中，加水煎煮10～15分钟，去渣取汁。

【用法】代茶饮，不拘时饮用。

【功效】清热散风、消肿止痛等。

【主治】胃火上攻导致的牙周炎、牙龈肿痛、咽喉肿痛等症。

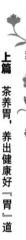

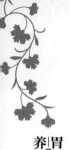
第四节　护唇先养脾胃
——脾虚唇白，胃火唇干

　　每到秋冬季节，就会经常见到"天干物燥，注意防火"之类的消防提醒。其实，在这种"天干"的情况下，"燥"的不光是"物"，人同样也会感觉到"燥"。比如我吧，有时候觉得整个人都是"燥"的，尤其是嘴巴，总觉得干干的，而且嘴唇经常起干皮。虽然嘴唇干好像不是什么大毛病，但很不舒服，严重的时候嘴角甚至会裂出小口子，说话、吃饭都会受影响。以前我听一位医生朋友说，如果一个人嘴唇干裂，说明这个人脾胃不好。那么，脾胃与嘴唇之间有什么奇妙关系呢？

　　我首先要肯定的是，你朋友说的是有道理的，口唇干裂确实反映了身体内部的问题。关于这一点，我还是想从中医的基本理论讲起。

　　大家都知道，中医讲究"望闻问切"，所谓"望"，就是通过视觉来观察病人全身或局部的神色形态的变化。为什么要观察这些呢？这是因为中医认为，气血运行会传递病邪，局部的变化可以通过经络影响到全身，所以内脏的病变会反映到体表，尤其是五脏，都有对应的五官，中医将其称为"五脏开窍于五官"。所以，通过观察五官的变化可以推测内脏的病变，比如原来咱们讲过牙龈红肿或兼出血属于胃火旺盛，这就是中医诊断疾病的基础和依据。

《黄帝内经》中说，"口唇者，脾之官也。"这句话什么意思呢？就是说，脾胃如果有问题，就会第一时间表现在口唇上。一般来讲，脾胃功能好的人口唇饱满红润，干湿适度、弹性有光，而脾胃不好的人往往口唇苍白、没有血色，显得非常干燥，容易爆皮、裂口子。仔细对照一下，你到底属于哪一种呢？

从小时候开始，我们都有这样的印象——因为嘴唇发干会很不舒服，我们往往会不由自主地去舔，但是唾液中含有淀粉酶等物质，舔了以后，暂时是湿润了，但是随着水分的蒸发，淀粉酶会留在嘴唇上，干燥得更厉害。这就会陷入恶性循环中，结果是越舔越痛，越舔越裂，严重者还会感染、肿胀，带来无谓的烦恼和痛苦。

有人说，对付唇干有办法，只要涂抹润唇膏就可以了。的确，涂抹润唇膏能够缓解嘴唇干裂，但是一定要选用优质的，最好是含有维生素E等滋润成分的润唇膏。记住，劣质的润唇膏含有大量未经仔细提纯的油脂和太多的蜡，会影响唇部皮肤的新陈代谢。

要想从根本上解决嘴唇干裂问题，要弄明白它的根源，根源就在脾胃。我们知道，每逢秋冬季节，空气就会干燥起来，人体内的水分也会随之流失，中医将之称为"阴血亏损、耗伤津液"。另外，由于天气寒冷，人们对新鲜蔬菜、水果的摄入量减少，往往喜欢吃一些油腻辛辣的食物，久而久之，导致体内脾胃积热，从而出现津液不足、口唇苍白干燥等症状。

唇为脾之华，脾虚多唇色不好，呈现出来就是唇色苍白；唇干，因为脾虚气化不好，津液不能上承，不能濡润口唇。也就是说，嘴唇发白一般是因为脾虚，而嘴唇发干则是因为胃火旺盛，所以仅靠喝水或者涂润唇膏的话是治标不治本，得不到根本的缓解。要想防止唇干裂、护唇就要从健脾清胃火入手。

我认为，健脾清胃最好的良方还是茶饮，我们可以用具有补益脾胃的中草药冲泡或煎煮，这一类的中草药有很多，人参、茯苓、黄芪、白术、甘草、红景天等都可以选用。只要你喝对了三杯茶，自然就会收获丰润饱满的口唇和健康的身体。

补脾去胃火三杯茶

◇1. 荔枝红枣茶

【原料】荔枝干10枚，红枣15枚。

【制法】将荔枝干、红枣去杂质，洗净；将以上茶料放入锅中，加适量清水，大火煮沸，调小火煨30分钟。

【用法】代茶频饮，每日1剂，当日饮完，最后嚼食荔枝、红枣。

【功效】补气养血、健脾和胃、润肌护肤等。

【主治】面色无华、口唇指甲苍白、皮肤干枯起屑、贫血、体力虚弱、更年期综合征、疲劳综合征等症。

◇2. 润唇茶

【原料】天冬10克，麦冬10克，白砂糖10克。

【制法】将以上3味茶料一同放入杯子中，以300毫升沸水冲泡，加盖焖置10～15分钟。成人按照以上比例泡制，若儿童饮用需减半。

【用法】代茶饮，可续水回冲。

【功效】去胃火、滋阴生津、润燥等。

【主治】脾胃火旺导致的嘴唇干燥起皮。

◇ 3. 沙参润燥汤

【原料】沙参20克，玉竹20克，生地15克，石斛30克。

【制法】将以上4味茶料洗净，放入锅中，加水煎汤，去渣取汁。

【用法】代茶饮，每日1剂，分2次饮完。

【功效】生津益胃、养阴润肺、祛火润燥等。

【主治】口唇干燥、干咳、声音嘶哑、心烦口渴等症。

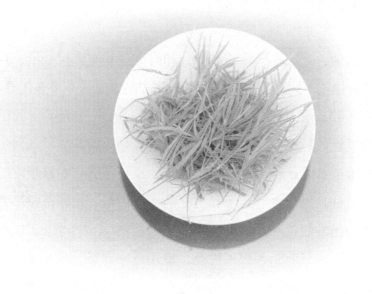

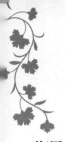

第五节　腹泻便秘，关键在脾胃
——脾虚溏稀，胃火便干

很多上班族的午饭都是几个同事相约一起吃。但很奇怪，虽然大家吃的东西基本都是一样的，但是有的人经常便秘，去洗手间一呆就得半天，有的人却会拉肚子，需要一趟趟地往洗手间跑。对这种情况，套一句流行语来说就是，同样是吃一样的饭，区别为什么这样大呢？

刚才提到，大家吃同样的食物，却有人便秘有人拉肚子，这其实是由各人体质不同造成的。在这里，我先给大家讲一个病例吧。

前几天接诊了一位女患者，腹泻，说是有两三天了。我给她诊脉后发现她的脉象虚、弱、无力，这应该是脾虚的症状。然后我就问她，最近都吃了什么，她说吃的东西没问题呀，在家里吃的，肯定卫生，并且她丈夫和儿子和她吃的一样的饭，他俩都没事儿，所以她认为她的腹泻和吃饭没关系。那我就继续问，这几天吃的和平时有什么不一样吗？她想了想说，也还是家常饭，只是多了一道鸭子汤，是朋友送的两只乌骨鸭，还是自家农场养的，原生态长大的，没喂过添加剂，说是好东西，很补养的，于是就炖了汤，每顿喝上一些。这下问题就基本明白了，问题就出在这"很补养"的鸭子汤上。但是这位患者很不认可我的说法，她觉得那么好的东西怎么会吃出毛病呢，何况家人也吃了，还比她吃得多呢，怎么就没事呢？于是我就给她科普了人的体质是有区别的，食物也是分寒性和热性等一些基本养生知识。

先来说为什么鸭汤会引起一些人腹泻。

凡是懂中医的人都知道，食物大都有自己的性味归经，根据其自身的属性分为寒热温凉平，简单点讲就是寒性的和热性的。一般来讲，大部分肉类都属于热性，但鸭肉是个例外，属于寒性的，所以在夏季大夫一般建议大家吃一些鸭肉，既能补充炎热季节过度消耗的营养，又可去除暑热给人体带来的不良影响。原生态长大的乌骨鸭，寒凉性应该比普通的鸭子更大一些，这位患者本来就脾虚，所以就承受不住这种寒凉，引起腹泻。我没见到她丈夫和儿子，不好说他们是什么体质，但就他们连续喝了几天鸭汤身体也没有什么异样来说，应该是比较健壮的，至少不存在脾虚的问题。

讲了这么多，其实我就是想告诉大家，日常的食物也好，保健品、补养品也好，都不是适用所有人的，我们要对自己的身体状况及日常接触到的"进口货"有最基本的了解，这是对自己和家人负责的态度。

好啦，言归正传。

咱们原来讲过，脾对食物的消化和吸收起着十分重要的作用，胃肠道疾病都可能出现或伴有脾虚证。脾虚是指是脾的功能虚衰、不足，一般是由于饮食不节、情绪不安、劳逸失调等原因引起，临

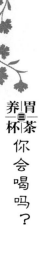

床表现多为精神疲倦、疲乏无力、食欲不振、腹胀、大便溏稀。中医治疗脾虚多从健脾益气入手，除药物治疗外，可注意多食用一些红枣、山药、扁豆、芡实、莲子肉等具有健脾功能的食物，也可以将这些材料适当搭配制作茶饮。

便秘一般是由于胃火旺盛引起的。胃火旺就会导致胃热，致使食物残渣下行缓慢，水分易流失，到大肠时已变得很干，从而导致便秘。胃火旺除了会引起便秘外，一般还会有口干、口苦、牙龈肿痛等症状。

胃火旺盛要注意清火，少吃肉类和油炸食物，多吃新鲜蔬菜和水果，还可以用莲子、雪梨、绿豆、茯苓、大黄等适当搭配，冲泡或煎煮茶饮来饮用，有很好的清火祛燥作用。

补脾、去胃火三杯茶

◇1. 补脾止泻茶

【原料】白术20克，山药20克，茯苓15克，乌梅10克，红糖适量。

【制法】将前4味茶料放入锅中，加适量清水，煎煮30分钟，去渣取汁，加入红糖调味。

【用法】代茶温饮，每日1剂。

【功效】补脾健胃、益气和中、止泻等。

【主治】脾虚型腹泻。

◇2. 齿苋蒜汁茶

【原料】大蒜25克，马齿苋50克，红糖20克。

【制法】将大蒜去皮捣碎成泥备用；将马齿苋加水煎汤，去渣取汁，倒入蒜泥中，搅拌；过滤取汁，加入红糖。

【用法】代茶饮，每日1剂，分2次饮完。

【功效】补脾、止泻等。

【主治】脾胃虚弱型慢性腹泻。

◇3. 黑芝麻大黄茶

【原料】茶叶15克，黑芝麻60克，大黄60克。

【制法】将以上3味茶料研成细末，每次饮用时取10克放入杯中，以开水冲泡。

【用法】代茶饮，饭后半小时以上适量饮用。

【功效】去胃火、润肠通便、顺气等。

【主治】胃火所致的大便干结难排。

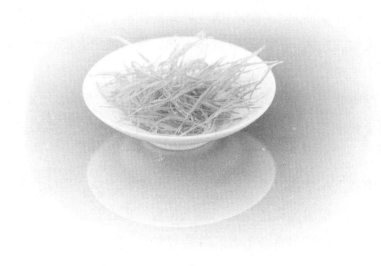

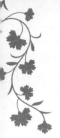

第六节　口气问题，肠胃报警
——肠胃不佳，口臭常随

经常有一些人，本来形象挺好的，但是一开口说话却有口臭，弄得大家挺尴尬的。对于患有口臭的朋友来说，看着周围人难以忍受的表情，自己也常感到窘迫、孤立，甚至因此妨碍社交，导致生活质量下降。

口臭，又被称为"口气"或"口腔异味"。这种病虽然不是什么危及生命的大病，但却足以败坏人的心情，甚至会使一个人在人际交往中出现心理障碍。目前，世界卫生组织已经将口臭作为一种疾病进行调查，调查结果发现，中国人的口臭发病率为27.5%，西方国家的发病率则高达50%，全球大约有10%～65%的人都曾经患过口臭。

记得我上小学的时候，班里有个同学就有口臭，他同桌偷偷找到班主任，希望班主任能给自己调个位置。现在想想，这种行为多伤那个患口臭同学的自尊心呀！在我模糊的记忆中，这位同学好像就没怎么笑过，我估计也应该是因为口臭问题引起的。

人际交往中，很多患有口臭的人都不太自信，他们跟人说话时总习惯捂嘴，这让他们的言行举止显得很不自然、大方。前段时间和朋友聚会，其中有一位朋友，是做主持工作的。她一边嚼着口香糖，一边向我倾诉，说自己这几个月来一直有口臭，每次在工作现场，她都要靠口香糖来清除口气，弄得自己在同事面前说话都小心翼翼的，感觉特别尴尬。

那么，口臭究竟是怎么回事呢？下面我就跟各位朋友讲一讲。

口臭，顾名思义就是从口腔、鼻、鼻窦、咽部等处散发出的臭气。客观地说，口臭是一种很普遍的现象，很多人都有，只是轻重程度不同。口臭形成的原因很多，医学上称之为多因一果的疾病现象。龋齿、牙周炎等口腔疾病，扁桃体炎、鼻炎等鼻咽部疾病，肺热等呼吸道疾病以及消化性溃疡、慢性胃炎、功能性消化不良等肠胃道疾病等都会引起口臭，其中因为肠胃道疾病引起的口臭最为常见。

那么，我们如何来判断自己是否患有口臭呢？其具体方法是，把双手合拢，罩住口鼻，深呵一口气，然后闻一闻是否有难闻的气味。有的人口臭比较轻微，自己觉察不到，只是奇怪别人为什么不喜欢跟自己说话，还以为是自己不懂人情世故，哪句话说错了呢！

事实上，不同的病因引起的口臭程度和味道是有不同的。一般来说，臭鸡蛋味的口臭多是口腔疾病引发的，主要是龋齿的残根残冠或牙齿勾缝中藏着大量的厌氧菌和食物残渣，厌氧菌在分解食物残渣的同时产生出硫化物，散发类似臭鸡蛋的味道；如果口臭味道比较大，并且是酸臭或腐臭味，就要警惕是否肠胃有问题了，因为口气呈酸臭或腐臭是胃火炽盛的典型症状。

• 胃火炽盛的典型症状

胃火炽盛引起口臭和引起便秘的道理其实是一样的，胃火旺就会导致胃热，食物残渣下行缓慢，食物积于胃中，郁而化火，就会导致胃阴受损、津液不足、虚火上蒸，胃中所存浊气随之呼出便引起口臭。

判断是否胃火炽盛，还可以舌诊，所谓舌诊顾名思义就是观察舌头，如果舌本身发红，舌苔发黄，基本上就可以确定是胃火旺了。除了口臭之外，胃火旺一般还会引发牙龈肿痛、喉咙疼痛、便秘、胃口不好等症状。

• 用具有清热泻火功效的茶饮治疗胃热

治疗胃火炽盛应以清热泻火为主。对于一般症状较轻的口臭者，可以选用金银花和白菊花各5克左右，用沸水冲泡，加盖闷10分钟左右后饮用，也可以加入冰糖或蜂蜜，一来可以调味，二来也可增强清热祛燥的效果。

金银花性寒、味甘、气味芳香，具有明显的清热功效，并且性平和不伤胃，非常适合胃火旺的人饮用；白菊花味甘苦，性微寒，具有散风清热、清热去燥和解毒消炎等作用，这两种搭配制作茶饮每天可以多次饮用，能有效缓解因为胃热而引起的口臭。

还有一种茶饮方子治疗胃热也很经典，藿香、薄荷、白菊花、绿茶适量搭配，用沸水冲泡代茶饮。藿香能化湿和中、辟秽化浊。《本草图经》这样论述："治脾胃吐逆，为最要之药。"在具体用的时候也很简单，内服或漱口就可以见效了；薄荷辛凉芳香，可疏散风热、芳香辟秽，绿茶性苦寒，善降胃火、消食积，并除口臭，这种茶饮很适合因胃火过盛引起口臭的患者服用，对常见牙病引起的口臭也有一定疗效，大家不妨一试。

胃热口臭三杯茶

◇1. 佩兰薄叶茶

【原料】佩兰6克，薄荷4.5克，藿香3克，白蔻仁1.5克。

【制法】将以上4味茶料研成粗末，放入杯中，以适量沸水冲泡，加盖焖置10分钟。

【用法】代茶饮，不拘时饮用。

【功效】醒脾健胃、化湿消滞等。

【主治】消化不良、口臭、食欲不佳等症。

◇2. 花兰荷丝茶

【原料】茉莉花2克，佩兰叶2克，鲜荷叶1角（一个叶子的1/4）。

【制法】将以上3味茶料洗净，沥干；将荷叶切成细丝；将佩兰叶与荷叶丝一同放入纱布袋中，扎紧口；将茶袋放入茶杯，以适量沸水冲泡，加盖浸泡10分钟后加入茉莉花，继续浸泡2分钟。

【用法】代茶饮服。

【功效】疏肝理气、去烦止渴、健脾开胃、清热解暑、祛表邪等。

【主治】夏季中暑、气滞、心烦口渴、不思饮食、口腔异味等症。

◇**3. 瓜菜健齿茶**

【原料】马齿苋（干品）100克，冬瓜皮（干品）100克。

【制法】将马齿苋用剪刀剪碎，冬瓜皮切碎；将以上茶料分成10份，装入10个茶袋中；每次饮用时取1袋放入杯中，倒入适量沸水，1分钟后倒掉；再次冲入沸水，加盖焖置20分钟。

【用法】代茶饮，饭后适量饮用，可回冲至味淡。

【功效】去胃火、清热消炎、止痛等。

【主治】胃火引起的牙周炎、牙龈肿痛出血、口臭、便秘等症。

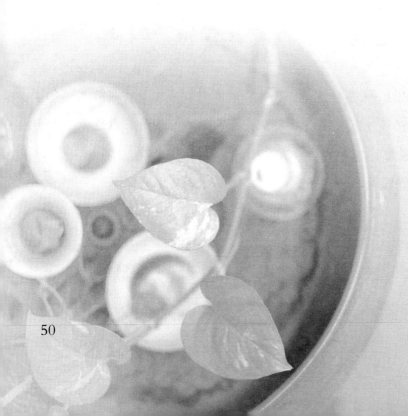

第三章　脾胃之养茶为首，茶养脾胃
——茶能暖胃、健脾，养护脾胃

第一节　脾胃虚弱，山楂蜜茶消食化积

前段时间，某小区的林伯伯家里装修，他每天忙前忙后累得不轻。几个月下来，房子终于装修好了，但林伯伯却感觉自己浑身没劲，平时既不想吃饭，也懒得说话。稍微吃一点儿东西，就感觉胃胀的厉害，偶尔还会肚子痛、腹泻。女儿带他去中医门诊检查，医生先是把脉，后是看舌，最后诊断林伯伯为"脾胃虚弱"，开了很多健脾胃的药方。林伯伯问了医生半天都没有搞明白。"脾胃虚弱"到底是什么病，应该如何治疗呢？

大家不知道什么是"脾胃虚弱"很正常，它只是中医理论中的一个专业主语。脾胃虚弱是对脾胃功能差的一种笼统概括，它包

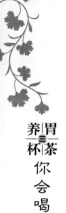

括脾气虚、脾阳虚、脾不统血、中气下陷、胃阳虚、胃气虚、胃阴虚、脾胃虚寒等症。其中脾气虚是脾胃虚弱的最常见类型，是指因脾气不足，导致脾的运化功能失常。这类病多是由禀赋不足、素体脾胃虚弱、饮食不节、疲劳过度、日久忧思、年老体衰、久病损伤脾气等原因引起。比如，那位邻居林伯伯，他之所以会患上"脾胃虚弱"症，一方面是因劳累过度，一方面则是年老体衰导致脾胃功能逐渐下降所致。

"脾气虚"一词最早出自《黄帝内经》一书，其书中具有"七十岁，脾气虚，皮肤枯"的说法。在这里，我需要向大家解释一下，中医里所说的"脾"与西医中的脾脏有所不同，中医中的脾包括了西医中的消化系统、循环系统、神经系统等，具有消化吸收、调节体液、统摄血液运化等多种作用。

"脾"在中医中被称为"后天之本，气血生化之源"，用通俗一点儿的语言来说，就是胃把我们吃进入的食物与喝进去的水进行消化，变成人体可以吸收利用的营养精微物质。这些物质通过脾的转运作用，到达人体的各个组织、器官，以提供人体活动所需要的能量与营养。而所谓"脾虚"，则是指脾的运化功能下降，这个时候胃中的营养精微物质就很难被送达到所需要的各个地方，从而导致身体气血运行失调，最终影响到机体脏腑功能的正常发挥，导致各种病症发生。

听到这里，可能有朋友问了："吴老师，听您讲到这里，我基本明白了脾胃虚弱是怎么一回事，也知道这种病对身体的危害极大。你能不能再详细给我们讲一讲，脾胃虚弱究竟会导致那些疾病呢？"日常生活中，如果一个人患了脾虚症，又没有及时进行调理治疗的话，时间一长就会诱发慢性胃炎、慢性结肠炎、胃下垂、贫血、水肿、慢性疲劳综合征等病。

那么，我们应该如何来治疗脾虚证呢？治疗脾胃虚弱的基本原则就是健脾益气、助运化湿，比如，平时可以多吃山药、大枣、葱、蒜、韭菜、土豆、红薯、香菇、栗子等健脾益气的食物。同时，还需要注意身体保暖，适当进行体育运动，保持心情乐观等。

除此之外，中药茶疗法也具有很好的健脾益气效果。每当遇到脾虚病人，我推荐最多的茶方就是蜂蜜山楂茶，这种茶不仅可以改善各种脾虚症状，而且还能够"改善体质"，使脾虚之症斩草除根。蜂蜜山楂茶的具体炮制方法是：取优等山楂500克，冰糖、蜂蜜适量；将山楂洗净，用刀子把山楂头尾黑色的东西去掉，去核；将山楂放入砂锅中，放适量冰糖，加入适量清水，使水面盖过山楂；大火烧开，然后调小火熬至黏稠；晾凉之后加入适量蜂蜜搅拌均匀，装进瓶中放入冰箱；每次喝时取1勺，用温水稀释代茶饮用。

大约一个月之前，我遇到一位脾胃虚的病人，是一个三十岁左右的年轻人。病人个子很高，但面色萎黄，形体瘦弱，神疲倦怠，体重只有57kg，一看就是营养不良。据病人自己描述，说自己是早产儿，妈妈在怀孕八个多月的时候就生了他。从出生开始，他的饭量就比同龄人小，而且动不动就积食、腹泻。长大后，他虽然遗传了爸爸的高个子，但身体依然不够健壮结实，平时稍吃的多点，就会感觉胃胀，下一顿饭就吃不下东西。最近一段时间，不知道什么原因，病人突然出现严重腹泻，而且感觉自己浑身无力。

我摸了他的脉搏，脉虚无力，再看舌头，发现他舌质淡胖，舌苔上有明显的锯齿状裂纹。可以说，这所有表现都证明病人属于脾

胃虚弱病症。在我的建议下，病人饮用了蜂蜜山楂茶。几天之后，腹泻症状消失，又坚持服用了一段时间之后，体重从原来的57kg增加到65kg，消化不良、精神倦怠、浑身无力等症状也逐渐消失。

为什么蜂蜜山楂茶可治疗脾胃虚弱？这还需要从蜂蜜、山楂的药用功效说起。在蜂蜜山楂茶这款茶方中，蜂蜜性平，味甘，归脾、胃、大肠经，具有补中除燥、解毒、止痛等功效，可治疗体虚、便秘、胃脘疼痛、胃十二指肠溃疡等病症；而山楂性温，味甘、酸，归肝、脾、胃经，具有健脾补胃、消食化积、活血化瘀、驱虫等功效。所以，蜂蜜山楂茶健脾养胃的效果非常不错。

另外，关于山楂的作用，李时珍在《本草纲目》中也说："凡脾弱食物不克化，胸腹酸刺胀闷者，于每食后嚼二、三枚，绝佳。但不可多食，恐反克伐也。"也就是说，每天适量吃山楂能够治疗脾胃虚证，但山楂不宜多吃，反之又会伤害到脾胃。

其实，不仅蜂蜜山楂茶可健脾消食，很多茶都具有健脾消食作用。今天，我再给大家推荐几种茶疗法，这些茶不仅能健脾消胃，而且味道好喝，可谓是一举两得，两全齐美！

健脾消食三杯茶

◇1. 扶中茶

【原料】炒白术10克，山药10克，龙眼肉10克。

【制法】将以上3味茶料洗净，放入锅中，加水煎汤，煎煮30分钟后，去渣取汁。

【用法】代茶饮，温饮，每日1剂。

【功效】补脾和中，益气止泻等。

【主治】脾胃虚弱。

◇2. 香山白参茶

【原料】生山楂3克，党参3克，广木香1.5克，白芍1.5克，大枣2枚。

【制法】将前4味茶料洗净、沥干，打碎，装入纱布袋中；将大枣洗净，去核；将茶袋和大枣一同放入茶杯中，以适量沸水冲泡，浸泡15分钟。

【用法】饭后分数次温饮，每日1剂。

【功效】健脾和胃，理气止痛、补血养肝、消食化积、解毒等。

【主治】脾胃虚弱、宿食不化、食欲不振、胃脘胀痛等症。

◇3. 红茶生姜白糖饮

【原料】红茶10克，生姜10克，白糖20克。

【制法】将以上3味茶料洗净，一同放入茶杯中，以适量沸水冲泡，焖置15分钟。

【用法】代茶饮，温饮，每日1剂。

【功效】健脾胃、温中益气、止泻等。

【主治】脾胃虚弱型胃肠炎。

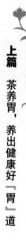

第二节　脾胃虚寒，陈皮茶温中散寒

某日下午，有两位四五十岁的阿姨正在水果摊之前买水果，两个人不约而同都买了橘子。其中一位阿姨问另一位："王姐，你还在喝陈皮茶吗？"另一位阿姨回答说："我一直在喝，现在感觉脾胃虚寒的毛病好多了！"陈皮茶真的能够治疗脾胃虚寒症状吗？

橘子是大家都很喜欢吃的一种水果，被称为水果中的宝贝，因为它的全身都是"宝"。当然，橘子皮也不例外，它既是一种调味品，又是一味中药。橘子皮，药学上又称之为"陈皮"，它对我们的脾胃有很大好处。

传统中医认为"肾为先天之本，脾胃为后天之本"，因此脾胃对人体健康非常重要。如果一个人的脾胃功能好，可以将吃进去的食物转化为人体所需的营养物质，而一旦脾胃功能出现了问题，就算你每天吃山珍海味，也很难被消化吸收，最终导致营养不良，诱发各种病症。

那么，什么原因会影响脾胃的消化吸收功能呢？其中脾胃虚寒就是降低脾胃功能的主要因素之一。中医认为，"胃主受纳，腐熟五谷"，也就是说，我们吃进去的食物，经过胃的腐熟磨消，变成"食糜"。食物之所以能够被胃消化，主要依靠胃阳，因为胃阳不仅可以提供热量，而且还能够促进胃肠壁的舒畅收缩和蠕动，以促进食物变成"食糜"，然后经过肠胃的吸收，产生对人体有用的营养物质。

说到这里，如果大家对胃的功能还是不太明白的话，我们不妨打一个简单形象的比方。我们的胃就好比"一口锅"，只有"锅"是热的，才能把"锅"里的食物煮熟，这就是中医所谓的"腐熟"功能。但是，如果一个人脾胃虚寒，胃这口"锅"就一直是凉的，这种情况下胃里的食物就很难被消化。

从上面的内容中不难看出，改善脾胃虚寒对促进食物消化吸收非常重要。北京中医药大学曾作过一项调查：发现近三成的被调查者，都或多或少患有脾胃虚寒症，特别是20～50岁这个年龄段的人，脾胃虚寒症状更为明显。这是因为，这个年龄阶段的人，他们每天为生活而奔波，为工作而奋斗，不仅精神压力大，而且饮食不规律，因此最容易导致脾胃虚寒。

那么，我们如何来调理脾胃虚寒症呢？其实，改善脾胃虚寒的办法有很多种，比如平时不吃过辣、过热、过冷的食物，不要在生气后立即进食，定时定量，少食多餐，戒烟、酒、咖啡等。另外，还可以喝一些具有健脾暖胃作用的茶品，以缓解脾胃虚寒之症。我给大家推荐一款具有散寒健脾作用的茶方——陈皮茶。

陈皮茶具有温中散寒、健脾和胃等功效，是治疗脾胃虚寒的首选茶饮。关于陈皮，《本草纲目》中记载：陈皮性温，适宜脾胃

气滞、脘腹胀满、消化不良、食欲不振、咳嗽多痰之症。现代医学发现，陈皮还能够防治高血压、心肌梗死、脂肪肝、急性乳腺炎等病。

听到这里，有不少朋友开始心动，甚至迫不及待地说："吴老师，既然陈皮茶的作用这么多，你就赶快告诉大家这款茶的泡制方法吧，这样一来我们每天都可以喝到陈皮茶了！"陈皮茶的做法非常简单：每次吃橘子时，将皮留好、洗净，放干燥处自然风干，然后放在袋中碾碎，放入干燥的器皿中保存；喝茶时，先放适量陈皮，然后冲入开水，过几分钟就可饮用。

关于陈皮，曾有这样一个故事：

有个叫永的陈国人患有脾胃虚寒之症，其症状为胃痛隐隐，绵绵不休，冷痛不适，喜温喜按，空腹痛甚，得食则缓，劳累、食冷或受凉后疼痛发作甚至加重，其大便溏薄，舌淡苔白，脉虚弱。

永寻遍全城名医，却都不能痊愈。冬日里，有一位行商从淮南运橘来到永的家乡。他见永总是按着自己的腹部，马上就明白永患有脾胃虚寒之症，商人向永推荐了橘皮，并教给他泡陈皮茶的方法。永将信将疑，抱着试试看的态度开始喝陈皮茶。令人意想不到的是，仅仅过了几个月，永的脾胃虚寒之症就得到了缓解，胃部也不再隐隐作痛。

在这里，我提醒大家一句，虽然鲜橘皮与陈皮是同一种东西，但性能却大不相同。由于鲜橘皮中挥发油成分较多，不具备陈皮那样的药用功效。陈皮经长时间的晾晒，其挥发油成分大大降低，而黄酮类化合物的含量相对增加，此时陈皮的药用价值便可以充分地体现出来了。

如果您也患有脾胃虚寒症，不妨泡上这样一杯陈皮茶，用一杯热茶赶走脾胃的各种不适感。如果有人不太喜欢这款茶，我再推荐几款同样具有温中散寒作用的其他茶方，以供大家选择饮用。

温中散寒三杯茶

◇1. 良山陈皮茶

【原料】山药5克（鲜品10克），高良姜2克，陈皮2克（鲜品5克）。

【制法】将以上3味茶料洗净、沥干，共同研成粗末；将茶末装入纱布袋中，扎紧口，放入茶杯；以适量沸水冲泡，加盖浸泡20～25分钟。

【用法】代茶饮，分2～3次温饮。

【功效】温胃散寒、健脾补肺、驱风、止痛、行气化痰、燥湿等。

【主治】脾胃中寒、脘腹胀满、腹内冷痛、不思饮食、打嗝、咳嗽痰多、大便泄泻等症。

◇2. 小茴香茶

【原料】小茴香3克，红糖适量。

【制法】将小茴香洗净，放入壶中，以适量沸水冲泡，焖置10分钟，加入适量红糖调味。

【用法】代茶温饮，每日1剂。

【功效】祛胃寒、利气、缓解痛经等。

【主治】脾胃虚寒。

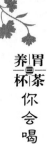
◇3. 姜桂枣茶

【原料】生姜1克，肉桂1.5克，大枣10克。

【制法】将以上3味茶料洗净、沥干；将生姜切丝，将大枣去核，将肉桂研末，共同放入纱布袋中，扎紧口；将茶袋放入杯中，以适量沸水冲泡，加盖浸泡15～20分钟。

【用法】代茶饮，早晚、晚饭后2次温饮。

【功效】健脾益胃、温中散寒、止痛、止呕吐等。

【主治】脾虚胃寒、脘腹冷痛、胃寒呕吐、大便泄泻、身冷背痛等症。

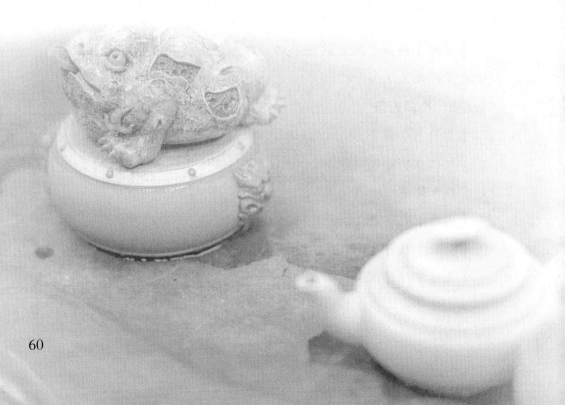

第三节　脾胃湿热，薏米红豆茶健脾利湿

大家有没有发现这样一种奇怪的现象，冬天的时候，很少有人着凉感冒，反而在夏天的时候，感冒的人比比皆是，而且这种感冒非常难缠，常常是一两个星期还没有完全治愈。为什么现在患热感冒的人越来越多，有没有什么办法可以避免呢？

现在人得伤寒感冒的越来越少，反而热邪导致的病症越来越多。各位读者朋友不妨回想一下，是不是大家在夏天的时候经常会有食欲不振、精神疲乏等感觉呢？其实，这都是体内湿热郁积的表现。

我们的身体为什么会出现这种症状？确切来说，这种湿热病症与我们生活的环境有很大关系。古代时，人们的生活水平差，经常是食不果腹、衣不遮体的，那个时候的疾病是以寒邪为主，当时的医学名家张仲景顺时撰写了《伤寒论》一书。而现代人的生活水平越来越好，冬天的时候房间里有暖气冻不着，夏天的时候有空调热不着，为此我们的身体很难感觉到四季的明显变化。

从中医养生的角度来说，夏天是身体该出汗的时候，而由于我

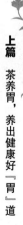

61

们长期待在低温的空调屋中，导致汗液瘀积在体内排不出来；冬天的时候，屋里的暖气热烘烘的，穿一件单薄衣服还要出汗，而冬天出汗过多则会导致阳气外泄，藏不住精气。如果一个人长时间生活在这种环境中，皮肤的开合功能将会下降，极容易导致热邪在体内堆积，造成各种湿热之症。

中医上有句话叫："千寒易除，一湿难去。湿性黏浊，如油入面。"由此可见湿症是一种极难治愈的病症。另外，湿症还分为不同的类型，比如当湿与寒在一起时，称为寒湿；当湿与热在一起时，称为热湿；当湿与风在一起时，称为风湿；当湿与暑在一起时，称为暑湿。

中医认为，"湿"属于水，而水又属阴，因此湿为阴邪，非常损耗人体中的阳气，尤其对脾胃之阳的损耗最重。关于这一点，《黄帝内经》中就提出了"脾喜燥而恶湿"的说法。打个比方说，脾胃就好比我们身体中的一个机器，如果长期处在潮湿阴暗的环境中，就容易生锈坏掉，无法正常工作。尤其在每年的七八月份，此时为"长夏"之季，湿气当令，很容易损伤我们的脾脏。还有一些人，在夏天时仍喜欢吃肥腻的猪肉，要知道猪肉性寒味咸，助生痰，吃多了更容易导致痰湿积滞。

我曾经遇到过一位湿症病人，这个病人是山东人，长期在北京的工地包工，也就是我们常说的包工头。我们都知道，山东人性格豪爽，喜欢喝酒吃肉。这位病人正是如此，由于他的工作职责是监督工人，平时没事的时候就待在工地的房间看电视、上网。尤其是夏天时，外面的天气酷暑炎热，他总是舒服地待在空调屋里，看工人们在炎日下赶工。到了晚上，就带着几个同乡去路边摊喝冰镇啤酒，吃各种熟食肉菜。

一个夏天过去，他开始感觉自己浑身不舒服，不但胃口不好、四肢沉重无力，而且还伴有腹泻、水肿、小便不利等症状。他担心自己是不是患了什么不治之症，到处求医治病，但都没有发现问题出在哪里。

后来，在朋友的介绍下，这位病人找到了我。听他对自己的生活习惯、症状表现大概描述了一下，然后我又看了看他的舌头，发现其舌苔厚腻，属于典型的脾湿之症。我建议病人平时没事的时候多按摩血海穴、丰隆穴、阴陵泉穴、中脘穴，因为这几个穴位都具有很好的健脾除湿作用。除此之外，我还给病人对推荐了健脾除湿茶方——薏米红豆茶。这位病人按照我的方法，大概坚持了一个月左右，各种不适症状基本消失。

只一款薏米红豆茶，就有如此好的除湿健脾功效？可能有一些朋友听起来不太相信。今天咱们就从薏米、红豆的功效上来讲讲薏米红豆茶为什么能除湿健脾。薏米，它在中医中又被叫作"薏苡仁"，可以治湿痹、消肿、利肠胃、健脾益胃，久服轻身益气；红豆，中医又称之为"赤小豆"，具有利水、消肿、健脾和胃等功效。由于红豆的颜色为红色，而红色入心，因此红豆还具有补心作用，可缓解心气虚、精神压力大等症状。

有不少熬过薏仁红豆茶的朋友反映说："吴老师，薏米、红豆这两种东西实在太硬了，常常是熬一个多小时还熬不烂，不仅浪费火，搞不好还会糊锅！"针对这种情况，我给大家介绍两种熬制薏仁红豆茶的好方法：

方法一：取薏米1把，红豆1把，不需要严格按照比例，然后

将薏米、红豆洗净，放入锅中，往锅中加入足够多的水，开大火把水烧开，水开后熄火，把薏米、红豆在锅里焖半个小时；然后再开火，烧开后再焖半个小时。如此一来，好喝又养生的薏米红豆茶就煮好了。

方法二：将家里不常用的保温瓶洗干净，取薏米1把，红豆1把，不需要严格按照比例，然后将薏米、红豆洗净，放入保温瓶中；把烧沸的水倒入保温瓶，塞紧瓶盖。前一天晚上放入保温瓶，第二天早晨就变成了薏米红豆茶，刚好可以当早餐的粥来喝。这种方法既省事又省火，也不用每天在厨房里转来转去了。

另外，有一些病人问我："吴教授，为什么薏米红豆茶熬不成黏稠状的呢？"还有人说："吴教授，我在熬薏米红豆茶时，向锅里加了一把大米，那熬出了的味道，真叫美味呀，您也不妨试试！"我在这里提醒大家，在熬薏米红豆茶时，千万不要放大米。要知道，大米出自水稻，水稻又生长在水里，所以大米湿气重，湿性黏稠，这也正是大米粥黏稠呈粥状的原因。而薏米与红豆均为除湿之物，它们本身不含湿气，熬制出来之后自然是水物分离的清汤状。

除薏米、红豆外，茯苓、冬瓜皮、半夏曲、乌梅、山楂等药材也具有除湿、健脾和胃等功效，大家可以举一反三，尝试不同的配伍方子来健脾除湿。为方便饮用，我再给大家推荐几款具有健脾利湿功效的茶方，希望能够给更多的读者朋友带来帮助。

健脾利湿三杯茶

◇ 1. 茯苓苏梗茶

【原料】茯苓30克，紫苏梗15克，干姜3克。

【制法】将以上3味茶料洗净，放入锅中，加水煎煮30分钟，去渣取汁；再加入清水，煎汤取汁；将2次煎煮的药液混合。

【用法】代茶饮，每日1剂，分早、晚2次服完。

【功效】行气消肿、运脾利湿等。

【主治】痰湿阻滞型胀气。

◇ 2. 瓜豆消肿饮

【原料】豆壳（干品）100克，冬瓜皮（干品）100克，红茶20克。

【制法】将以上茶料分成10分，分别装入10个茶包袋中；每次饮用时取1茶包，放入杯中，以适量沸水冲泡，1分钟后倒掉；再加入适量沸水，焖置30分钟。

【用法】代茶饮，不拘时，可反复冲泡数次。

【功效】健脾利湿、消肿等。

【主治】湿热水肿。

◇ 3. 香模曲茶

【原料】藿香3克，酸模3克，半夏曲10克，冰糖适量。

【制法】将藿香洗净，用温水焖软；将酸模洗净，沥干；将半夏曲打碎，装入纱布袋中，扎紧口；将茶袋、酸模一同放入杯中，以适量沸水冲泡；加盖浸泡10分钟后，加入藿香、冰糖，继续浸泡2～3分钟。

【用法】代茶饮，午饭、晚饭后2次温服。

【功效】清热利湿、凉血、健脾和中、消食化滞等。

【主治】腹胀、腹痛、食欲不振、宿食不化、暑热腹泻等症。

上篇 茶养胃，养出健康好「胃」道

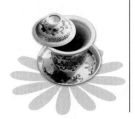

中 篇

三杯茶，预防
脾胃疾病

第一章　日常三杯茶，养胃解忧

第一节　勿让养胃茶变成伤胃茶

俗话说，开门七件事，柴米油盐酱醋茶。可见"喝茶"自古至今就很普遍。现在很多年轻人都有喝茶的习惯，每天都少不了喝茶。但是有时候喝茶多了，有时也会感觉胃不舒服。网上关于茶对胃的影响，说法也不一致，有人说茶是养胃的，也有人说茶会伤胃。到底哪种说法对呢？如果喝茶真的会伤胃，那有没有什么办法避免呢？

关于喝茶到底是养胃还是伤胃，怎样喝才能养胃这个问题，我想应该有不少人会很关心。你刚才说自己喜欢喝茶，我想知道你平时的饮食是否规律？我想像你这样的工作狂，应该是不太规律吧！

现在生活节奏快，很多人的饮食习惯都不规律。尤其是年轻人，工作忙没时间，或者是追求所谓的品质生活，不管哪种原因

68

吧，汉堡火腿、啤酒炸鸡就能代替正餐。我接诊过一些患者，年纪轻轻的就患有各种胃病，这些病人大都生活不规律，喜欢熬夜，早上起不来，一日三餐没个准时，什么时候饿了就随便弄点吃的填填肚子，这样时间久了肠胃怎么可能不出毛病呢？

过去咱老百姓种地有句俗语，叫作"人哄地皮，地哄肚皮"，意思是说如果种庄稼不好好侍弄，田地就不会有好的收成，只能反过头来糊弄人。其实，人的胃和田地是一样的。在中医学的理论里，脾胃属土，这其实是用自然界万物滋生于大地的现象，来比喻脾胃为营养化生之源的生理特点。老百姓种庄稼，施肥、浇水、除草、除虫，一项项都打理好了，田地就会给人丰厚的回报。反之，如果一个人随便撒点种子望天收，还想硕果累累，大家感觉可能吗？人的胃也像田地一样，是需要呵护滋养的，如果总是糊弄，早晚会出毛病，这个道理大家都明白吗，我就不多讲了，咱们还是说说喝茶和胃的关系。

• 喝茶要根据自身情况而定

可能很多人都听说过这样一种说法：绿茶伤胃，红茶养胃。其实这样说不能算错，从大的范围讲是有道理的，但是太笼统了。具体到个体，也就是说具体到某个人该喝某种茶，就难免会出现偏差甚至是错误。

过去，在遇到一些事情时，大家最常说的一句话就是"具体情况具体分析"，现在好像不怎么听人这么说了。但我认为，这个说法很科学很有指导意义，要知道世间万物本来就有千差万别，只有

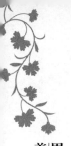

具体分析其中的区别才能有针对性地解决问题。具体到咱们喝茶的话题中来就是，什么人什么时候喝什么茶是要根据不同情况来"具体分析"的。

我们常说，凡事有"讲究"，这里所说的"讲究"并不是讲派头、讲排场，而是说要根据自身的体质、茶的性质，以及什么时间喝等各种因素来选择喝什么茶。选对了，你喝的就是养胃茶，起到保健作用；选错了，那对不起很遗憾，品质再好再贵的茶也有可能会伤胃、伤身。

• 茶的分类和具体选择

茶是好东西，但具体该如何选择呢？咱们还是得先科普一下中医以及茶的基本知识。

中医认为，人的体质有燥热、虚寒之分，各种食物也有温热、平性和寒凉之分，而茶叶经过不同的制作工艺也有凉性和温性之分。总的来讲，体质偏寒的人应该多食用温热的食物，体质偏热的人则要适当多吃寒凉的食物。

我们平时喝的茶按照制作方式可以分为三大类：未发酵茶、半发酵茶、全发酵茶。未发酵茶是用采摘的茶叶直接炒制的，泡出来的茶水呈黄绿色，性冷，龙井、毛峰等绿茶属于此类；发酵茶是指在茶叶制作中增加了"发酵"的工序，其作用是减少了茶叶中茶多酚的含量，减少了刺激性，使茶的性质变得温热。乌龙茶、铁观音等属于半发酵茶，红茶和黑茶属于全发酵茶。

• 根据自身体质选择不同的茶

绿茶性凉，并且茶多酚的含量比较高，体质偏寒的人或者本来就有胃溃疡等慢性胃病的人喝了有时会有不适，严重的还会腹泻，但这并不能笼统地说"绿茶伤脾胃"。绿茶会对肠胃造成一定的刺激，中医也认为绿茶会影响脾胃的运化功能，不宜饭前饮用。但是绿茶对胃大有裨益，体质偏燥热的人在饭后饮用适量的绿茶，可以促排泄使大便顺畅，起到及时排出肠胃内垃圾的作用，从这个角度讲，虽然不能算是真正意义上的"养胃"，但对胃还是很有益处的，所以对于胃肠功能正常的人来说，喝绿茶比较适宜。

发酵茶在发酵的过程中茶多酚发生了氧化反应，并且发酵的程度越深这种氧化反应进行得越彻底，减轻了茶叶本身的刺激性。中医认为，发酵茶温中和胃，能缓解胃部不适，可以消食去滞、助消化，解油腻。饮用时，只要注意浓度适宜，这类茶不仅不会对肠胃产生刺激，而且甘滑、黏稠、醇厚的茶水进入人体肠胃之后，还会形成一层膜，附着在胃黏膜的表层，起到养胃、护胃的作用。普洱茶属于发酵茶，《本草纲目拾遗》记载普洱茶味苦性刻，解油腻牛羊毒，刮肠通泄。所以在秋冬季节，大家可以喝些发酵茶，一来养胃，二来暖身，尤其是半发酵茶，适合各种体质的人饮用。

• 喝茶的注意事项

咱们最后再说一下喝茶的注意事项。适当饮茶对身体有很多好处，但也不是说无论怎么喝、什么时候喝都有益身体，其中也有不

少禁忌。总的来讲，首先不要在饭前喝茶，这是因为茶有刺激性，尤其对肠胃不好的人来讲，空腹喝茶会使胃很快产生反应，加重胃的负担，导致肠胃功能紊乱；其次，茶的浓度应适宜，因为浓茶对肠胃的刺激比较大，容易引起消化不良同时还容易造成神经兴奋，出现失眠，甚至导致心动过速或者心律失常等危险；还有就是不要喝刚刚上市的新茶，因为新茶里刺激性物质含量高，会对胃产生较强的刺激作用，如果为了"尝新"而饮用过量新茶的话，会得不偿失。

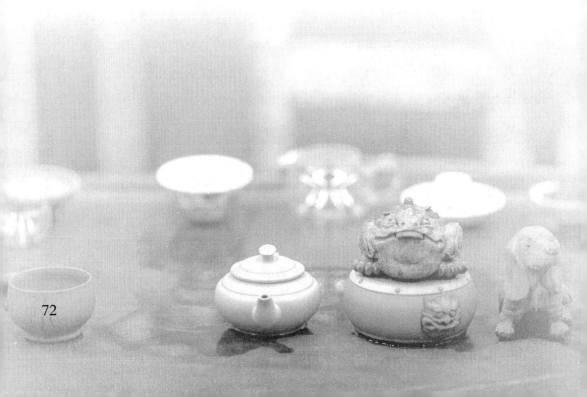

第二节　养胃茶备好，肠胃无烦恼

　　饮茶要根据自己的体质以及季节等选择合适类型的茶，才能起到保养肠胃的作用。俗话说：胃病要三分治七分养，看来养胃是非常重要的。那么，如果用一些具有健胃养胃功效的中药材，或者药食同源的材料来搭配制作茶饮，是不是也能有不错的效果呢？

　　在很多中医古籍里，都有关于养胃茶的记载。治疗胃病是没有什么特效药的，关键在于长期对胃部的调理，也就是我们通常说的"三分治七分养"。当然，即使肠胃没有明显的毛病，也不能忽视对它的保养，所谓防患于未然，如果平时忽视它，等到真感到不舒服了再去治疗，就不如平时注意调理了。

　　茶疗，可以说是调理脾胃最便捷的方式之一。要想通过饮茶来健胃养胃，首先还要以"脾胃兼顾，健脾和胃"为原则，在养胃的同时兼顾调理脾脏及相关脏腑，才能达到较理想的效果。中医认为，脾胃互为表里，脾主运化、胃主受纳，脾胃之间相互制约、相互依赖，共同完成饮食物的消化和吸收功能，它们可以说是一个

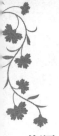

整体。

下面我给大家介绍几种可以调理脾胃的中药茶饮。

● 东方咖啡大麦茶

首先要说的是"大麦茶"。这个大家应该不陌生，尤其是年轻人，有的喜欢吃韩国料理、日本料理，比较正规的韩国料理往往会搭配大麦茶，用一个时髦的词讲就叫"标配"。大麦茶可以解油腻，令人食欲大开，和韩国料理中大量的烧烤类食物确实很相配。日本料理中的生鱼片，我不想作评价，不过吃了以后也最好再喝点大麦茶以帮助消化，清理肠胃，同时去除口中余味。

虽然说吃韩国料理、日本料理时往往搭配大麦茶，但其实中医早就认识到大麦茶对脾胃的调理作用。《本草纲目》对大麦的评价是："味甘、性平，有消积进食、平胃止渴、消暑除热、益颜色、实五脏、化谷食之功。"并且，由于大麦茶性平和，更是老年人和儿童等脾胃功能比较虚弱人群的首选。

而且，大麦茶的颜色和味道也都不错，刚好可以满足既好喝又治病的条件，因此有人称大麦茶为东方咖啡，还真有点像。大麦茶的喝法也很简单，煮一煮或者用沸水直接冲泡都可以。

● 两种保养脾胃的花茶

咱们再说一说桂花茶和茉莉花茶。桂花是一种天然药材，古人认为桂为百药之长，所以用桂花酿制的酒能"饮之寿千岁"。从中医角度来讲，桂花性温、味辛，入肺、大肠经，煎汤、泡茶或浸酒内服，有温中散寒、暖胃止痛、化痰散瘀等作用，脾胃虚寒及脾胃功能较弱的人可以适当喝桂花茶温胃。另外，桂花茶对食欲不振、腹痛也具有一定疗效，但对于具有胃脘灼热疼痛、大便黏腻等脾胃湿热症状的人不适合饮用。

在泡制桂花茶饮时，可以单独用桂花，也可以搭配红茶。红茶性温，有暖脾胃、助消化的功能。如果产妇、儿童及贫血者喝桂花茶，可以加入红糖，有益气养血，健脾暖胃，祛风散寒，活血化瘀等效果。

茉莉花茶，中医认为茉莉花可以理气解郁、化湿和中。这里说的"中"指的就是处于中焦的脾胃，并且茉莉花具有性温的特点，可以消胀气，是一种健胃的常用饮品。在喝茉莉花茶时，可以单独冲泡，也可以搭配桂花，基本上取等量就可以，能起到更好的保养脾胃的作用。

● 枸杞红枣生姜茶

如果是感冒引起的肠胃不适、口干舌燥等症状，可以取枸杞10克左右，用温水泡发，再将5～6颗红枣从中间切开，用适量的水煮，水开后再放入2～3片生姜，改用小火焖煮一会儿。

中医认为，枸杞性味甘平，不仅可以滋补肝肾，同时还有很好的养胃作用。关于枸杞，大家知道的都比较多了，这里就不过多讲述了。下面我主要谈谈红枣。《神农本草经》将枣列为"上品"，张仲景《伤寒论》中列有113个处方，其中有63个配用了大枣。可

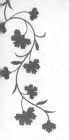

见张仲景对大枣的酷爱，套用一句网络流行语，那简直就是"红枣控"。的确，红枣具有补脾和胃的功效，有一句俗语大家可能听说过："每天吃枣，郎中少找。"生姜可祛寒和中，散寒发汗、温胃止吐、杀菌镇痛，被称为"呕家圣药"。

这三种材料都是药食同源的，搭配来制作茶饮可以养胃护肝、发散风寒，适合经常饮用。

● 香附良姜胃痛茶

如果是因为脾胃虚寒引起的胃痛，可以试试香附良姜胃痛茶。

香附是一种常用的中药材，性甘、平，入肝、三焦经，有理气解郁、镇痛等功效，主治肝胃不和，气郁不舒，胸腹胀满等症，如果感觉是胃脘气痛，并且伴有恶心呕吐、泛酸水等症状，可以用香附调理。

良姜也是常用的中药材，有人在做卤菜时喜欢用它来当调料。《本草汇言》里对它有记载，说它是"祛寒湿、温脾胃之药也"。良姜和香附有相似之处，主治脘腹冷痛、胃寒呕吐、嗳气吞酸等病症。

在用这两种材料做茶饮时，可以取香附200克，高良姜100克，晒干或烘干，一起研成粉。现在很多药店都提供免费研粉或打粉的服务，很方便。把研好的粉按每10克1份，分装入绵纸袋中，封口挂线。饮用时直接取一包放入杯中用沸水冲泡，加盖闷15分钟就行了，也可以再加入少许红糖，一来调味，二来红糖也具有暖胃养胃的效果。

第三节　三杯茶备齐，胃遇事不急

　　说起来，喝茶养生是咱们中国人的传统，尤其是最近这些年，大家对喝茶保健越来越注重了。这些天我看了一些关于各种茶的知识，种类不同的茶其实有不同的性质，也具有不同的保健养生作用。但就脾胃来讲，不同的茶也可以起到不同的调理作用。前面已经提到，体质偏虚寒或者偏燥热的人，以及肠胃有不适的人选择茶的特殊要求。那么，就有人要问我了，如果一个人体质上没有明显的偏向，肠胃也能适应各种不同性质的茶，这样的人是不是可以各种茶都喝一些，起到综合的养生作用呢？

　　这个问题，很具有普遍性，是很多喝茶人都在关心的事情。今天，咱们主要针对肠胃调理保健的话题来聊一聊。

　　关于胃部的调养，对每个人来说都很重要。体质有明显偏向的人，或肠胃已经有不适症状的人固然要重视这个事情，感觉什么都正常的人同样也要重视。防病于未然的道理大家应该都懂，咱们主要说说具体怎样做。

现在喜欢喝茶的人以及希望通过喝茶来保健养生的人其实并不少,但是,对喝茶有正确认识的却不多。有的人是根据自己的口味爱好选茶,有的是听别人介绍,还有的人纯粹是为了提神……其实,这些喝茶方法都不可取。

喝茶是一门非常实用的养生方法,每天喝什么样的茶,实际蕴含了调理脾胃的养生理念,我们不仅要喝对茶,而且还要对茶养生的各种原理了如指掌。

喝茶要根据时间、心情而定。比如,在不同的时间以及不同的身心状态下,选择的茶饮应该有所区别。具体到一天来说,大概是上午喝绿茶、午后喝乌龙茶、晚上喝普洱茶。

咱们前面讲过,茶主要分为三大类:不发酵茶、半发酵茶、全发酵茶。我们常见的绿茶属于不发酵茶,是采摘茶树的新叶和嫩芽,不经过发酵,直接杀青、整形、烘干制成的,无论是茶叶本身的色泽还是冲泡的茶汤都呈绿色,所以称为绿茶。

古人认为,一日之中昼夜交替,阴阳也随之变化,白天阳强阴弱,阳气上升,所以早晨和上午是人体机能最旺盛的时期,上午喝绿茶可以使阳气上升,心神俱旺,有助于脾胃运化水谷精微,使心脑得以滋养。

到了午后,阳气渐弱,阴气上升,人的脾胃功能也随之有所减弱。大家一般习惯于午饭吃得丰盛、油腻一些,也正所谓"早吃饱,午吃好,晚吃少",而油腻的食物也会影响肠胃的运化功能,此时适合喝一点解油腻的茶,而要想解油腻,当首推乌龙茶。

乌龙茶属于半发酵茶,发酵是指茶叶进行酶性氧化,形成茶黄素、茶红素等深色物质的过程,在这个过程中,鲜茶的茶性渐渐变得较为温和，减少了对肠胃的刺激性。

经过一天的工作之后，到了晚上，人们需要调养心神和脾胃，进入休息状态，这时候最好喝些熟普洱。绿茶和半发酵茶里含有较多的咖啡因，会刺激神经兴奋，而熟普洱是全发酵茶，经过多年存放充分发酵后，咖啡因的含量已经很低，不但不会引起神经兴奋，而且中医认为它有补气固精的作用，还可以治疗尿频，是晚上饮用的佳品。

另外，中医认为"胃不和则卧不安"，普洱茶茶性温和，暖胃不伤胃，这点对熟普洱茶尤为明显。热饮普洱能给肠胃带来舒适感，浓度适当的普洱茶进入人体肠胃，会形成一层膜附着在胃黏膜的表层，对胃产生保护作用，长期饮用普洱茶可护胃、养胃。

刚才咱们说很多人喝茶太随意，这个随意不仅表现在选择茶叶上，也同样表现在对茶具的选用上。古人认为，万物皆有其性，要搭配适当才能相得益彰。就喝茶来讲，茶具、茶叶、用水，都是有很多讲究的。俗话说："水乃茶之母，器乃茶之父。"简单地说，绿茶适合用瓷杯、玻璃杯或者瓷质小茶壶、玻璃小茶壶浸泡；乌龙茶适合用紫砂壶或品茗杯浸泡；普洱茶则适合用宜兴紫砂壶、盖碗杯、土陶瓷提梁壶等浸泡。

至于泡茶时所用的水，古人的讲究非常大，《茶经》称"山水上，江水中，井水下"，这好像不太好达到如此高的要求，但不同的茶要用不同温度的水冲泡还是要讲究一下的。

绿茶，尤其是芽叶细嫩的名贵绿茶，一般用65～75℃的水冲泡。水温不能太高，否则茶中维生素C就可能遭受破坏，导致品质变差，而且水温太高还会使咖啡碱析出，致使茶汤变黄，滋味较

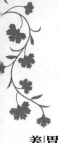

苦。很多人泡的绿茶很苦很难喝，大都是这个原因。对于乌龙茶和熟普洱来说，就要用不一样的泡法，一定要要用沸水冲泡！只有水温高，才能使茶汁浸出率高，茶味浓、香气高。做到这些，茶的真味就可以泡出来了。

冲泡茶的知识咱们不多说了，这个大家可以在平时多留意。

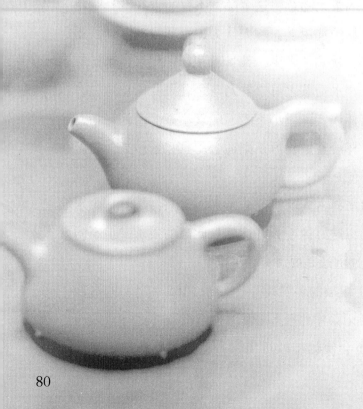

第二章　四季三杯茶，因时而异养脾胃

第一节　春季花茶芬芳养脾健胃

前几天在电视上看了一个有关养生的节目，是一位中医专家讲的，说养生需要"因时制宜"，也就是一年四季要按照季节的不同选用不同的养生方法。前面咱已经说过，咱们国家自古以来就推崇喝茶养生，还讲了怎样通过喝茶来调理脾胃。那么，如果想靠喝茶来调理脾胃的话，是不是也要根据季节的不同选用不同品种的茶呢？

在解答这个问题之前，我们先讲一讲"因时制宜"这个观点。根据中医理论，这样的养生方法是有道理的，中医讲究顺时养生，人体和自然是一样的，一年四季不同，气机的运动也有不同的趋势。所以，在不同的季节，养生的注重点也要有所不同。

《黄帝内经》中有一句话大家应该都比较熟悉，叫作"春生、

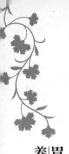

夏长、秋收、冬藏"。简单点讲可以理解成春季阳气生发，夏季阳气旺盛，秋季阳气收敛，冬季阳气沉降。这句话说出了大地万物的生长规律，同样也适用于我们身体养生应遵循的规律。

咱们先来说说春季的养生。春季是万物复苏的季节，我们的身体在这个时候也开始阳气生发，所以养生也应该顺应这个特点，注意保护身体的阳气。在春季，肠胃功能开始活跃，但因为气候乍暖还寒，寒气容易侵入人体。特别是一些爱美的女孩子，早早地就换下冬衣穿上春装，就更容易受寒了。相对于大环境的寒凉来说，我们的身体内部又会出现一种矛盾的现象，那就是上火。中医认为，春在五行之中属木，而人体五脏的肝也是木性，所以春气通于肝，所以在春季，熬夜、烟酒过度、进食了过量热性大的食物，等等很多原因都会引起肝火上升，以至于外寒内热，对身体带来伤害。而在五脏六腑中，脾主土，五行中木克土，肝气过于旺盛则克伐脾土，引起肠胃不适。

春季该"捂"的时候就要"捂"，以保护阳气。我们还可以通过茶饮来帮助身体激发体内阳气，当然这不是什么茶都可以，要选用花茶。中医学认为，在春天饮用花茶可以散发冬天人体内积郁的寒邪，同时，花茶茶香浓郁，又能促进人体阳气生发，调理肝、脾、胃等多个脏器。

那么，在春季喝什么花茶比较好呢？下面我推荐几个常见的。

首先，可以选用玫瑰花茶。这个应该比较受女孩子们的喜欢，因为玫瑰花茶又被誉为养颜茶，很适合女孩子喝。玫瑰花性微温，具有疏肝理气、活血调经、平衡内分泌等功效，对肝、脾、胃等有调理作用，可以促进脾胃阳气上升，治疗腹中冷痛，胃脘积寒。这也是它可以养颜的原理，你想呀，之所以皮肤有肤色暗淡、长痘、长斑等问题，归根结底是因为气血不调，饮用玫瑰花茶正是取的它调理气血的功效。

另外，玫瑰花含有丰富的维生素，可以消除疲劳、改善体质。用玫瑰花泡茶还可以配上几颗红枣，增强其滋养气血的功效。

其次，可以选用茉莉花茶。茉莉花茶在各种花草茶中香气最为醇厚，是春季茶饮上品。中医认为茉莉花茶有"去寒邪，助理郁"的功效，能健脾化湿、减轻便秘、腹痛等肠胃不适以及和胃止痛，适用于胃弱患者。

另外，大家还可以选用一些药食两用的材料来搭配制作茶饮，这样的材料很多，比如蒲公英。《本草纲目》记载，蒲公英可清热毒、化食毒、消恶肿。这一点已经得到现代科学的论证，如今治疗浅表性胃炎、胃溃疡的不少药物，其中重要成分就是蒲公英；再比如茵陈，和蒲公英一样是春季的时令野菜，也是药食同源的材料，春季食之可谓顺应时令，对身体大有裨益。据中医古籍记载，茵陈味性苦、辛、微寒，入脾胃肝胆经，具有养胃健脾，养肝利胆的功效。

下面我再给大家介绍几个适合春季饮用的花茶方子，大家可以根据自己的具体情况参考使用。

健脾养胃三杯茶

◇1. 茵菊大枣茶

【原料】茵陈3克，杭菊花2克，大枣2枚。

【制法】将茵陈、杭菊花洗净，沥干；将大枣洗净，去核；将

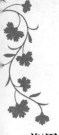

以上3味茶料放入纱布袋中，扎紧口，放入杯中，以适量沸水冲泡，加盖浸泡5～8分钟。

【用法】代茶饮，午饭、晚饭后温服。

【功效】健脾补胃、清热解毒、明目、祛头风等。

【主治】春季消化不良、病毒性肝炎、传染性结膜炎等症。

◇2. 参术健脾茶

【原料】党参10克，白术10克，陈皮10克，麦芽10克。

【制法】将以上4味茶料研成粗末，放入茶杯中，以适量沸水冲泡，加盖浸泡25分钟。

【用法】温饮。

【功效】健脾益胃、消食、化湿行气等。

【主治】胃脘胀闷、消化不良、食欲不振等症。

◇3. 大枣黑茶

【原料】淡大云6克，大枣肉6克，黑桑葚10克。

【制法】将淡大云、黑桑葚用温水浸泡几分钟，洗净，沥干；将大枣洗净，去核；将淡大云捣碎，和大枣、黑桑葚一起放入纱布袋中，扎紧口；将茶袋放入杯中，以沸水冲泡，浸泡10分钟。

【用法】代茶饮，午饭、晚饭后温饮。

【功效】健脾补肾、养肝活血、滋阴通便等。

【主治】脾气虚弱、肝肾阴虚、大便干结、老年排便困难等症。

第二节　夏季绿茶防治脾胃疾病

　　每年到了夏季，媒体都会各个医院肠胃病患者增多，提醒市民注意饮食卫生、肠胃保健之类的新闻。关于这一点，大家应该也深有体会，每年夏天时，可能是因为天气炎热的缘故吧，肠胃总会出一些状况。有的人会在书上找一些夏季食疗调理肠胃的方法，但感觉实施起来难度有点大。尤其是上班很忙的年轻人，吃饭都很难在家，想靠吃药膳之类的方法保养身体真的有点顾不上。

　　我有个亲戚，夏天的时候也喜欢这样，肠胃总是出现这样那样的问题。所以，我特别能理解年轻人的烦恼。很多时候，肠胃疾病也不是什么大病，去医院检查也无济于事。我觉得，对付这种情况，最好的办法还是茶疗。

　　每个季节有每个季节的烦恼，茶疗也可以应时应季。在夏天，茶饮确实适合日常肠胃保养，简单易行，上班的时候泡上一杯什么活都不耽误干，是上班族的首选。

　　确实如此，夏季是肠胃疾病的高发季节。这一点已经得到经验

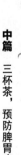

的证实。夏天的时候，如果我们在饮食、生活习惯稍不注意，就可能导致肠胃疾病的发生，严重的话就要去医院就诊，至于不严重类如消化不良等症状，那就太常见了。

夏季为什么会肠胃病高发呢？在夏季肠胃不适首先是因为闷热、潮湿的天气，加上每天进食大量冷饮水果，现在人们又离不开空调，所以湿热之邪可谓"内外夹击"。中医认为，脾胃"易生湿邪，易感热邪"。湿热会抑制脾胃的运化功能，脾胃功能障碍就不能很好地运化饮食物，造成"内湿"停滞，进一步影响脾胃的功能，形成恶性循环。其次湿热的天气也会使食物容易腐败变质产生毒素，细菌等也容易繁殖生长，引发腹泻等疾病，这些就是中医说的"外邪侵入"。另外，在闷热潮湿的天气里人容易烦躁，肝火上升，中医讲"见肝之病，知肝传脾"，肝郁则脾虚，进而影响到脾胃的运化能力。

咱们原来讲过，按照中医养生的理论来说是"春生、夏长"，就是说夏季乃万物生长的季节，同时中医认为脾属土，土能生万物，所以夏季养生以养脾为主。脾胃互为表里，人体正常运转所需的营养来源于脾胃对食物的消化吸收和运化，夏天人体能量消耗较大，需要加强脾胃的"工作"才能不断地从食物中吸收营养，维持人体的健康。所以，在夏季尤其要注意调养脾胃，尽量避免其受到伤害。

● 夏季调理脾胃首选绿茶

如果想通过饮茶的方式调理脾胃，应该选龙井、毛峰、碧螺春等绿茶。咱们前面讲过，绿茶是不发酵茶，保留了鲜茶中大部分的茶多酚和咖啡碱，并含有大量的维生素、氨基酸和矿物质，有提神、养神的效果，还可以增加营养。

大家可能也有这样的体会，炎炎夏季，暑热难耐时，沏一杯绿茶热热地喝下，出出汗就能感到全身轻松，这在养生上叫作"以热制热"，一杯热饮帮助身体排出汗液，带出体内的垃圾和毒素。再说，绿茶本身性寒，"寒可清热"，有健脾益气的功效，最能祛火、生津止渴、消食化痰，进而达到开胃增食、精神振作的效果。同时，现代医学也表明，绿茶对口腔和轻度胃溃疡有加速愈合的作用。

• 绿茶可抗毒灭菌

绿茶还有一个很重要的功效，就是抗毒灭菌。古书《格致镜原》上记载，"神农尝百草，一日遇七十毒，得茶以解之"，这一下就把茶用作排毒的良药可以追溯到远古的神农时代。当然，这有点像是神话传说，但这个说法很真实地反映了古人在很早以前就认识到了茶的抗毒灭菌作用。后世的很多医书上也有关于茶能抗毒灭菌的记载，例如唐朝的医学名著《本草拾遗》中写道："止渴除疫，贵哉茶也。"绿茶的这个功效可以帮助脾胃抵抗外邪侵入，减少细菌、病毒对肠胃的侵扰。

绿茶可以单独冲泡也可以和其他中药材搭配，下面有几个方子，大家可以参考。

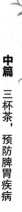

防暑健脾胃三杯茶

◇1. 竹芷绿茶

【原料】淡竹叶2克，香白芷2克，白茅根3克（鲜品5克），绿茶1.5克。

【制法】将前3味茶料洗净，沥干，共同放入纱布袋中，扎紧口；将茶袋放入杯中，以适量沸水冲泡；加盖浸泡8～10分钟，放入绿茶，再浸泡2～3分钟。

【用法】待茶饮服。

【功效】清热解毒、健脾和胃、理气化痰、利尿、凉血、止血等。

【主治】夏季汗多、咽干痰阻、胸中烦闷、排尿不畅、鼻窍不通等症。

◇2. 绿豆茶

【原料】绿豆粉30克，洞庭碧螺春9克，甘草5克，蜂蜜适量。

【制法】将前3味茶料放入锅中，加水煎煮；去渣取汁，晾温热后调入蜂蜜。

【用法】不拘时代茶饮，每日1剂。

【功效】清暑热、凉血解毒、补脾益气、通便、祛痰止咳等。

【主治】暑热引起的胸闷烦热、脘腹胀满、食欲不佳等症。

◇3. 荷芷扁曲茶

【原料】鲜荷叶10克（干品3克），白扁豆10克，半夏曲5克，白芷2克，冰糖适量。

【制法】将鲜荷叶去柄、梗，洗净，沥干，切成细丝；将白扁豆、白芷泡软，沥干；将鲜荷叶、白扁豆、白芷、半夏曲放入纱布袋中，扎紧口；将茶袋放入杯中，以适量沸水冲泡，浸泡20分钟后，加适量白糖调味。

【用法】午饭、晚饭后分2次温服。

【功效】清热解暑、解毒、健脾化湿、开胃、消食化滞等。

【主治】暑邪伤及脾胃导致的脘腹胀满、饮食不化、纳食不佳、大便不畅等症。

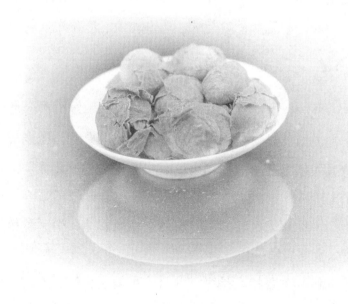

第三节　秋季青茶消食健脾和胃

提起秋季，大家经常用到的一个词就是"秋燥"。的确，干燥可以说是秋季气候的主要特点，总让人感到口干舌燥，嘴唇还容易起干皮，肠胃也会不舒服。没办法呀，只有多喝水，但一天下来水没少喝，"燥"劲却减不了多少。

秋季天气转凉，比起炎炎高温的夏天，人们会感到舒服一些。但是正如大家常说的那样，秋天天气干燥，再加上有时候秋老虎发威，很容易造成人体水分的散失，也就是中医说的"失津液"。津液流失的最直接后果当然是咽、鼻、唇干燥及干咳、声嘶等。中医认为脾属土，人体缺乏足够的水分自然会伤及胃津，引起食欲不振、恶心干呕、大便燥结等症。

既然秋季气候的主要特点是燥，并且这种燥也会给我们的身体带来不好的影响甚至伤害，那么秋季养生就应该多食用一些甘寒滋润的食品，如百合、银耳、秋梨、莲藕等。同样，茶饮也应该选用有"清燥"功能的。

• 青茶生津润燥、减肥美肌效果佳

秋季喝茶宜选用青茶。青茶属于半发酵茶，比绿茶多了"做青"的工艺过程，这个过程使茶的鲜叶中所含的多酚类的酶发生氧化反应，再用高温纯化酶的活性，既保留了绿茶的清香，又多了一种醇厚感。

那么，什么是青茶呢？青茶色泽青褐，介于绿茶和红茶之间，我们常见的乌龙茶属于青茶。青茶冲泡后叶片展开，可以发现中间呈青色，叶缘呈红色，所以又被称为"青叶镶边"。为什么青茶可以除燥呢？中医认为，青茶性不寒不热，既能消除余热，又能恢复津液，有润肤、润喉、生津、清除体内积热等功效，适合秋季饮用。

不少注意美体养生的女孩，可能对乌龙茶比较熟悉，因为它又被称为减肥茶。乌龙茶里维生素含量不高，这是因为在发酵的过程中被破坏掉了，但是富含铁、钙等矿物质，并且含有促进分泌消化酶和分解脂肪的成分。饭前、饭后喝一杯乌龙茶，可让胃肠道的腺体分泌，促进脂肪的分解，使其不被身体吸收就直接排出体外，防止因脂肪摄取过多而引发的肥胖。

这其实也是青茶对胃的保养作用，只是讲的角度不同而已。促进消化酶分泌、分解脂肪，也就是加强了脾胃的运化功能，减轻了肠胃的负担。

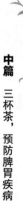

中篇 三杯茶，预防脾胃疾病

• 青茶的冲泡方法

青茶和绿茶的冲泡方法有所不同，大家应该有所了解。

冲泡青茶要用沸水，因为青茶中包含某些特殊的芳香物质，需要在高温的条件下才能完全发挥出来。另外，冲泡青茶时注意"悬壶高冲"，将茶叶充分地激荡起来，水温高，茶汁浸出率高，茶味浓、香气高，更能品饮出乌龙茶特有的韵味，也能更好地发挥出青茶本身的特性，起到保健养生的效果。

为了达到更好的祛燥生津、保养脾胃效果，我们还可以将青茶和中药材搭配来制作茶饮，比如将乌龙茶和荷叶搭配。

荷叶的药用价值很高，古人很早就用它来制作药膳或茶饮。中医认为荷叶味苦性平，归肝、脾、胃、心经，对心、肝和脾胃都有很好的保健作用。同时，荷叶有清暑利湿、升发清阳、凉血止血等功效，还有利尿和治疗便秘的作用，可用作减肥茶，这点和青茶类似。我国自古以来就把荷叶奉为瘦身的良药，喜欢看宫廷剧的朋友们可能就看到过这一类的情节。当然啦，咱们不能靠从电视剧里学习养生知识，但荷叶茶可以调理肠胃和减肥是靠谱的，现在很多医生也喜欢用这个方子。

最后，还是按咱们的老规矩，给大家推荐几个方子以供参考。

健脾和胃三杯茶

◇1. 乌龙荷叶茶

【原料】乌龙茶5克，荷叶（切丝）60克。

【制法】将乌龙茶、荷叶丝洗净，一同放入锅中，加水大火煮沸，然后改用小火煎煮15分钟。

【用法】代茶饮，每日1剂，当日饮完。

【功效】健脾和胃、消食、清热解暑、消脂减肥等。

【主治】身体肥胖、积食不化、胃部胀满等症。

◇2. 泽泻乌龙茶

【原料】泽泻15克，乌龙茶3克。

【制法】将泽泻放入锅中，加水煮沸20分钟；去渣取汁，用药汁冲泡乌龙茶。

【用法】代茶频饮，每日1剂，可回冲3～5次，当日饮完。

【功效】健脾和胃、利水减肥、化积消滞等。

【主治】脾胃虚弱所致的身体肥胖、胃腹胀满不适等症。

◇3. 山芽白药茶

【原料】生山药片10克，焦山楂5克，焦麦芽5克，白蔻仁1.5克，冰糖适量。

【制法】将以上4味茶料洗净，沥干；将生山药片、焦山楂、焦麦芽一同放入杯中，以适量沸水冲泡；加盖浸泡10分钟，放入白蔻仁，再加入少量沸水，继续浸泡2～3分钟，加入适量冰糖调味。

【用法】代茶饮，每日1剂。若是以胃脘胀满、口腔异味、饮食无味为主要症状，适合饭前30分钟饮用；若是以腹胀、大便干燥不畅为主要症状，宜在饭后30分钟饮用。

【功效】健脾开胃、消积化滞、消除腹胀等。

【主治】脾虚胃胀、积食、饮食无味、大便不畅等症。

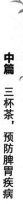

中篇

三杯茶，预防脾胃疾病

第四节　冬季红茶补脾暖胃驱寒

最近几年，我们遭遇了霸王级寒潮，真是千里冰封万里雪飘。天气预报说降温幅度之大、覆盖面积之广都是几十年来罕见，网上也出现了各种吐槽调侃。朋友圈里刷屏的一条是这样说的：今儿这天气，能出来见面的都是生死之交，能出来工作的都是亡命之徒，能出来约会的绝对都是真爱！太阳还叫太阳吗？那就是冰箱里的灯。呵呵，但是没办法呀，也没听说过低温假，该上班还得上班。不过说实话，真是挺遭罪的，在室外待不了多长时间就感觉冻透了，尤其是胃里面，拔凉拔凉的。

天气冷，大家更要注意养生保健，因为冬季气候寒冷，外寒侵入人体，身体内部的寒气凝滞，容易导致人体气机和血运不畅，人体生理功能减弱，阳气渐弱，容易出现问题。医生经常提醒大家说，冬天要注意防止心脑血管疾病之类的旧疾复发或加重，其实就是这个道理。

养生要遵循季节规律，冬季要讲究"冬藏"。中医认为冬季是匿藏精气的时节，人体阳气收藏，气血趋向于里，是进补的好时机。俗话说，冬季进补，来年打虎。立冬后至立春前这个期间对能量和营养要求较高，最适宜进补。其实进补不一定非要吃那些昂贵的名贵补品，我们通过茶饮的方式同样可以御寒保暖，提高抗病能力，取得很好的养生效果。

前面我们讲过，按照茶的大分类来说，花茶适合春季，绿茶适合夏季，青茶适合秋季，那么说到这里大家可能就明白了，适合冬季的应该是红茶。

红茶属全发酵茶，是将茶树鲜叶经萎凋、揉捻、发酵、干燥等一系列工艺过程精制而成，加工过程中发生化学反应，茶多酚减少90%以上，产生了茶黄素和茶红素，所以红茶冲泡后茶汤呈红色，故而得名。

在寒冷的冬天，泡一杯红茶，那醇红的汤色就像火的颜色，看上去就能给人带来暖意。当然，我们不是从视觉享受的角度来给大家推荐红茶的，它本身具有不少的保健功效。

● 红茶性甘温，可驱寒滋养

中医认为，红茶甘润温和，可以补益身体，养蓄阳气，并且红茶中含有丰富的蛋白质和糖类，可以生热暖胃，增强人体的抗寒能力。开头问题中提及，冬天在室外待上一会儿就感觉胃里面拔凉拔凉的，那就沏上一杯红茶，趁热慢慢喝下去，很快就会感觉舒服多了。

红茶的发酵时间很长，茶多酚的含量已经非常小了，而茶多酚是具有收敛性的。红茶经过充分发酵后，不但去掉了具有刺激性的

茶多酚，而且生成的茶黄素、茶红素等还能促进人体消化，因此红茶不仅不伤胃，反而能够养胃。

• 红茶具兼容性，多样搭配营养足

红茶还有一个最突出的特点，也是它的优点，就是兼容性。所以，红茶里面可以加牛奶、玫瑰、蜂蜜、生姜等，这样一来，不但使红茶的驱寒暖胃的效果更好，而且还能补充人体所需的各类营养。尤其是女孩子，大都对红茶情有独钟。半晌饿了，想补充点儿能量，或者工作忙起来顾不上按时吃饭，就泡上一杯红茶，按照自己的口味再加点牛奶之类，搭配一些饼干小点心，既保养了身体又有品味，何乐而不为呢？

• 红茶可消食解腻，养胃护胃

在冬天，大家的运动量会不自觉地减少，而饮食方面摄入的肉类和油腻食品增多，容易引起积食滞留。这就需要饮用一些能够助消化的茶饮，红茶具有祛油腻、清肠胃的功效，正好在冬天发挥它的作用。女孩子更应该适当地多喝一点红茶，减肥嘛，大家都懂，我也不多说了。

另外，浓度适宜的红茶，尤其是加了牛奶的红茶，进入胃部后能附着在胃黏膜的表面，形成保护膜，同时红茶还有消炎的作用，对防治胃溃疡有一定效果，不但不会伤胃，而且还能养胃。最后提醒大家，红茶最好现泡现饮，若放置时间过长，营养和口感都会降低。

大家也可以选用有暖胃驱寒功效的中药材搭配制作茶饮，也很适合冬季饮用，下面有几个方子可以参考。

暖胃驱寒三杯茶

◇ 1. 生姜红茶

【原料】生姜10克，红茶3克，枸杞子5克，蜂蜜适量。

【制法】将生姜、枸杞洗净，放入锅中，加水煎煮，去渣取汁；用药汁冲泡红茶，晾温后加入适量蜂蜜。

【用法】代茶饮，每日1剂，可回冲数次。

【功效】开胃止吐、温中散寒、回阳通脉、滋补肝肾等。

【主治】脾胃虚寒、胃脘胀痛、心腹冷痛、食欲不振、呕吐、反胃等症。

◇ 2. 核桃葱姜茶

【原料】葱白25克，生姜25克，核桃仁10克，红茶15克。

【制法】将以上4味茶料洗净，放入锅中，加水煎煮，去渣取汁。

【用法】温饮，每日1剂。

【功效】补肾温肺、发汗解表、开胃消食、润肠通便等。

【主治】外感风寒、鼻子不通、胸胃胀满不适、食欲不振等症。

◇ 3. 参山桂枣茶

【原料】党参3克，生山药3克，肉桂0.3克，大枣3枚。

【制法】将党参、山药、肉桂洗净，打碎，装入纱布袋中，扎

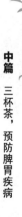

中篇 三杯茶，预防脾胃疾病

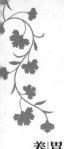
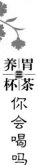

紧口；将大枣洗净，去核；将茶袋和大枣一同放入茶杯中，以适量沸水冲泡，加盖浸泡15分钟。

【用法】饭后温饮，每日1剂。

【功效】健脾补虚、滋肝补肾、温中散寒、通经脉、强腰腿等。

【主治】腹中冷痛、腰腿冷痛、恶风寒、倦怠无力等症。

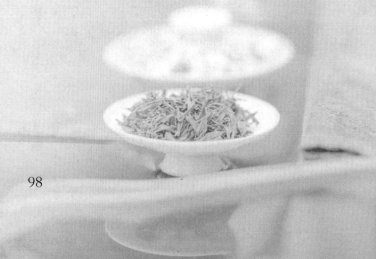

第三章　不同群体三杯茶，因人而异养脾胃

第一节　开车族如何喝茶

前几天在一家微信公共号上看到一篇文章，题目是《如果你常开车，千万别喝茶了》。我挺好奇的，究竟为什么呀？结果打开一看，原来是标题党，正文中讲是喝茶的种种好处，比如口感好、功效多、纯天然等。虽然文章内容和开车并没有太直接的关系，但是我觉得还挺有用的。的确，开车和喝茶这两件事，都与我们的生活息息相关。那么，经常开车的人更适合喝哪些茶呢？

十几年前，如果谁家买一辆小汽车，那可是上等生活的象征呀，大家还都挺稀罕挺羡慕的。再看看现在，汽车已经是大家出行必不可少的交通工具了。的确，科学技术进步，给我们的生活带来诸多方便与好处，而这些改变也同时带来了不少的问题和麻烦。

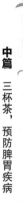

现在汽车进入普通百姓家，人们出行比过去方便了很多。但是开车多了，也会给人的身体带来各种不适，比如很多开车族经常犯眼睛疼痛、颈椎病、痔疮、胃炎、十二指肠溃疡等病症。那么，开车一族如何来进行自我保健呢？今天咱们就针对开车一族来聊一聊喝茶养生的方法。

大家都知道，开车首先要集中精力，随时观察前方的情况，这是一件比较耗费眼神的事情。尤其是在夜间开车的时候，外面的光线昏暗，为了看清路面，驾驶员会自觉不自觉地瞪大眼睛。此时，人的瞳孔会自动扩大，眨眼的频率也低于白天。这样一来，很容易出现眼睛干涩、酸胀、疼痛、怕光、灼热感等症状，时间一长将会导致视力下降，诱发急性闭角型青光眼。

《黄帝内经》中说"久视伤血"，这里的血指的是肝血，因为肝脏具有储藏血液与调节气血的作用。另外，中医又认为"肝开窍于目"，只有血液充足时，我们的眼睛才能够视物，而当一个人用眼过度时，则会导致肝血虚亏。所以，经常开车的人要想保护视力，平时就要多吃大豆、西瓜、海带、动物肝脏、瘦肉、虾等具有养肝补肝作用的食物。另外，还可以喝一些具有补肝明目作用的茶饮。

在各种茶饮中，具有养肝明目功效的茶品有很多，咱们在这里先介绍一种制作方法简单而且效果显著的枸杞菊花茶。这款茶的具体泡制方法是：取干菊花、枸杞适量；将菊花放入杯中，以适量沸水冲泡，然后加入枸杞，1分钟后即可饮用。

说到菊花，大家都不陌生，它不仅是一种具有欣赏价值的花卉，而且还具有广泛的药用价值。据《本草纲目》记载，菊花味甘，性寒，具有散风热、平肝明目等功效。另外，现代医学也研究发现，菊花中含有维生素A，这种物质可以保护我们的视力。比如，在临床上，很多治疗眼疾的药物中都含有菊花成分，这类药对眼睛肿痛、视力模糊、迎风流泪等症状具有显著疗效。

枸杞子入药治病的历史也极其悠久。据说在晋朝时，有一位名医叫葛洪，他当时将枸杞子捣烂取汁滴眼，用来治疗各种眼疾。中医认为，枸杞子有滋阴、补肝肾、益精明目等作用，历代医家常用枸杞子来治疗肝血不足、肾阴亏虚引起的视物昏花与夜盲症。另外，现代医学也发现，枸杞子中含有丰富的胡萝卜素、维生素、钙、铁等物质，这些物质对眼睛都具有保护作用，所以枸杞子也被称为"明眼子"。

另外再顺便说一下，现在有一个词，叫作"路怒症"，顾名思义就是一开车就脾气大。新闻里也经常报道一些因此发生的案例，有的还挺极端，想必大家也都关注过。这其中当然有多种原因，不过从中医的角度来讲，肝火旺应该是其中的主要原因之一。在这个时候，枸杞菊花茶可以充分发挥它的清肝火、除烦躁之作用。

前面讲的是开车对肝的负面影响，我们接着再讲一讲开车对脾胃的影响。大家知道，人体是一个有机的整体，五脏六腑之间息息相关。有些开车的朋友经常会出现食欲不佳、胃部胀满、打嗝、嗳气等症状，去看中医，大夫说是肝胃失和引起的。那么，医生口中的"肝胃失和"是什么意思呢？所谓"肝胃失和"，是指由于肝脏失于疏泄，而导致横逆犯胃，从而出现胁肋胀满、不思饮食、胃胀胸闷、恶心、反胃、心情抑郁、性情暴躁等症状。

另外，由于开车族总是以车代步，行走、锻炼的机会比较少。

当身体长时间不运动，也会影响肠胃功能。还有一些人，在开车时为了提神，经常会喝咖啡、浓茶等饮品，这些饮料也会刺激肠胃，诱发各种肠胃疾病。

那么，有什么茶可以养护开车族的肠胃呢？比如红茶、大麦茶等都具有养胃效果，这些茶不仅功效好，冲泡起来也方便，很适合开车族饮用。在这里我给大家介绍一个原来没有说过的茶方——陈皮甘草茶。这款茶饮的具体做法是：取陈皮5克、生甘草2克、化橘红3克、北沙参3克、白芍3克、玫瑰花2克、红茶2克；按照这个比例搭配准备材料，将以上茶料研制成粉，用棉纸袋分装成小包，饮用时直接用沸水冲泡即可。其实大家也可以用这个方子去中药店配制，现在药店一般都提供免费打粉分装的服务，也很方便。

我之所以给大家推荐这款茶方，是因为它的养胃效果比较好，茶方中用到的陈皮、北沙参、白芍等都是健脾和胃的常用药材，茶方中的陈皮，性温，味辛、苦，归脾、胃、肺经，具有和中理气、利水通便、燥湿化痰等功效，可排除肠胃的积气，有助于食物的消化。对于开车一族来说，可以经常饮用。

第二节　电脑一族如何喝茶

大家有没有感觉，我们生活的各个方面，现在都开始离不开电脑了。尤其用电脑工作的人，电脑一坏，那简直是"一切停止"。那么，对于这种长期在电脑前工作的人来说，是不是更需要喝茶养生呢？下面我就和大家聊一下电脑一族的有没有好的喝茶方法。

我们常说："科技改变生活。"看来这句话真的很有道理。随着科技越来越发达，电脑逐渐步入我们的生活，网络也成为生活中不可缺少的工具。别说你们年轻人，我都觉得自己已经对电脑产生了一定的依赖性，因为电脑不仅能够提高工作效率，而且给我们的生活带来很多便利。

但事物往往都具有其两面性，同样电脑在给我们带来各种便捷的同时，也会对我们的身体造成各种伤害。比如，电脑辐射会导致头晕、头痛、眼睛干涩、视力下降、记忆力减退、失眠等症状。另外，由于在电脑前工作需要长时间坐着，又容易诱发腰肌劳损、颈椎病等。

前面我们也说了，电脑在生活中的作用越来越大。也就是说，很多人的生活是无法离开电脑的。既然如此，我们唯一能够做的，就是想办法来减少电脑对身体的伤害。今天，我就针对电脑族如何喝茶这个话题，来与大家聊一聊。

咱们先说说电脑的辐射问题。现代医学发现，很多茶都具有防止辐射的作用，其中防辐射效果最好的茶品当属绿茶。其实，不仅现在医学推崇茶饮，中医在很早以前就认识到了茶的药用价值，古书中说："茶味苦，饮之使人益思，少卧，轻身明目。""神农尝百草，一日遇七十毒，得茶以解之。"从中可以看得出，茶具有解毒、明目等功能。

我们在前面的内容中介绍过，绿茶是选用茶树的嫩芽新叶直接炒制而成，绿茶的最大特点就是，充分保存了茶叶中的茶多酚、维生素C、维生素E等物质。以上物质具有很好的抗氧化作用，可以有效清除人体中的氧化自由基，从而起到防辐射、增强免疫力等作用。另外，绿茶中还含有丰富的胡萝卜素，它在人体中可以转化为维生素A，具有缓解视力疲劳、预防夜盲症等作用。所以说，绿茶是最适合电脑族饮用的茶品。

不过，由于绿茶会刺激神经，导致精神兴奋，所以绿茶最好选择在白天喝。如果是晚上的话，则可以喝枸杞茶、菊花茶、决明子茶、杜仲茶等，这些茶同样具有解毒、明目功能，可有效预防电脑辐射。

除辐射外，电脑族还有一个共同的健康问题，那就是肠胃功能不佳，这应该是由饮食不规律、精神压力大、运动量少等原因造成的。我们常说"胃病三分治，七分养"，而且中医又认为"茶为万病之药"，所以要想在繁忙的工作中打好"保胃战"，最简单有效的方法还是饮茶。

我以前也给大家介绍过，红茶能够暖胃养胃，并且不会刺激神经兴奋，晚上喝也不会影响睡眠，所以电脑族可以多喝红茶养胃。关于红茶的具体作用与喝法，前文中已详细介绍，我在这里就不多说了。今天，我重点给大家介绍一种比较经典的养胃茶验方——四君子茶。

四君子茶是由党参、茯苓、白术、甘草4味中药配伍而成，其具体泡制方法是：取党参10克、茯苓10克、白术10克、甘草10克；将以上茶料洗净，沥干，放入锅中，加清水约800毫升，开大火煮，煮沸后调小火继续煮5分钟，稍凉后饮用。这是一天的量，如果凉了可以重新加热。

在四君子茶方中，党参性平，味甘，归脾、肺经，具有补中益气、生津养血等功效；白术，性温，味甘、苦，具有补气健脾、增进食欲等功效；茯苓性平，味甘、淡，归心、脾、肺、肾经，具有渗湿、健脾、调中等功效；而甘草具有益气、健脾、和中等功效。这四味中药材搭配饮用，具有很好的健脾和胃作用，能够使我们的肠胃免遭伤害。

如果一个人经常用电脑，而且患有慢性胃炎、胃溃疡等肠胃疾病，可以选用青皮绞股蓝茶。这里的青皮是相对于陈皮而得名的，是指橘树幼果或未成熟果实的果皮，具有疏肝破气，消积化滞等作用，中医常用它治疗食积腹痛；绞股蓝又名七叶胆、七叶参，是一种名贵中药材。中医认为，绞股蓝性凉，味苦、微甘，归肺、脾、肾经，具有益气健脾、化痰止咳、清热解毒等功效。如果将这2味药

中篇 三杯茶，预防脾胃疾病

105

材搭配饮用，具有健脾胃、活化人体细胞、消炎、抗溃疡等功能。

　　青皮绞股蓝茶的具体的泡制方法是，青皮10克、绞股蓝6克；按照以上比例增加2味药的分量，然后研磨成粉，用滤纸袋分封成小包，每次喝时取1小包，用沸水冲泡，1包可连续回冲3～5次。

　　总之，有很多茶都适合电脑族饮用，大家在饮用时可以先了解不同茶品的功效作用，然后针对自己的身体状况来选择适合自己的茶饮用。

第三节　空腹族如何喝茶

前些天，上海一女子在地铁上吃鸡爪与乘客互骂的视频热传，很多网友纷纷谴责，认为在地铁这样狭窄的公共场合吃东西，不但违反了相关规定，也有违公德。但是当事人后来解释说，自己当时赶去参加一场商演，中间需要换乘多部地铁，根本没时间吃饭，在地铁上吃东西也是无奈之举。

说句实话，我对这位女子的做法很不赞同，但对她的解释，我到觉得有点同情，或者说同感，因为我自己也经常饿着肚子赶路或者加班，不得已的时候，还需要靠浓茶、咖啡来提神醒脑。不说了，说多了都是泪。吴教授，您能否给大家讲一讲，经常空腹的人应该如何健康喝茶？

像这种空腹饮茶现象，在现实生活中是很普遍的。比如，很多上班族，早上时间紧来不及吃早餐，上班后又习惯性地泡上一杯茶喝，或者饿着肚子加班，困了想喝点茶提提神。还有一类人，属于主动空腹喝茶者。比如，有的人喜欢一起床就泡杯茶喝喝，认为这样可以提神、通便。甚至有些人把"空腹喝茶减肥"的传言奉为法

宝。其实，这些空腹喝茶的做法对身体伤害很大，是不可取的。

关于空腹喝茶的危害，古代有句俗语说"早起一杯茶，恰似强盗入穷家"。可以说，古人的话非常贴切、形象。早上起床后，胃里的食物经过了一个晚上的消化吸收，早已变得空空如也，就好比一个家徒四壁的贫穷人家。这时，如果一杯茶下肚，不但会对刺激肠胃，而且茶气还会直接进入脾脏和肾脏，对身体健康很是不利。

陆羽在《茶经》中说"茶性至寒"。另外，李时珍在《本草纲目》中也说，"茶苦而寒，阴中之阴，沉也，降也，最能降火"。而在中医五行中，脾胃属土，肾属水，按照五行理论来讲，土和水偏于阴寒，而茶又属于至寒之物，如果一个人空腹饮茶，无疑是寒上加寒，自然会对脾胃、肾脏造成致命的伤害。

现代医学认为，空腹饮茶会导致"茶醉"现象，这是由于，茶叶中含有一种叫做茶儿素的物质，它会降低人体血糖，并降低血液中胰岛素的含量。当人在空腹状态时，其血液中的血糖本来就处于较低状态，此时若饮茶则会使血糖更低，从而导致晕眩、恶心、反胃、心悸等低血糖症状出现。另外，空腹喝茶会冲淡胃中的消化液，刺激胃黏膜，诱发胃炎、胃溃疡等病症。

既然空腹喝茶对身体有如此大的伤害，那么经常空腹的人是不是就不能喝茶了呢？当然不是，不过空腹者在喝茶前需要先吃一点东西。比如，平时可以在包里放一些饼干、蛋糕之类的茶点，喝茶之前可以吃些茶点垫垫底。这样一来，既保护了肠胃，也及时为身体补充了能量。说到这里我再多说一句，如果一个人真的因为空腹喝茶出现了"茶醉"现象，要赶紧吃块糖果或喝点浓糖水，以提高血液中的血糖。

另外，有不少女孩想通过不吃早餐来减肥，这种想法也不可取。大家想想呀，不吃早餐，到了午饭时早已是饥肠辘辘了，不自觉地就会多吃，甚至晚饭也会因此而多吃，这样一来，别说减肥了，恐怕还得增胖呢。

还有一个问题我也需要再次给大家强调一下，就是不吃早餐对身体的危害性。一般来讲，早晨起床时胃已经被排空了，这时消化液的分泌量会加大，如果不能及时进食，消化液会损伤食管、胃肠黏膜，引起溃疡。同时，不吃早餐还会导致胆汁中的胆固醇沉积，长期下去容易患上胆结石。

其实坚持吃早饭也没有想象中那么难，一杯热牛奶或者豆浆，几片面包，一个鸡蛋就能解决基本问题了，要是再能加上一些蔬菜或者水果简直可以称得上丰盛了。只要前一天做好准备，早起十分钟就能搞定。

生活中很多事情我们做不到，其实并不是因为这件事本身有多难，而是因为我们没有足够重视。同样，一个人如果对早餐有足够的重视，就不可能没时间吃早餐了！

生活中很多事情我们做不到，其实并不是因为这件事本身有多难，而是因为我们没有足够重视。同样，一个人如果对早餐有足够的重视，就不可能没时间吃早餐了！

第四节　瘦身族如何喝茶

关于减肥，网络上流传有各种励志性的段子，比如"三月不减肥，四月徒伤悲……"、"人瘦，穿什么都百搭；人胖，穿什么都白搭"等。这种种关于减肥的说法，无不刺痛了"胖美眉"们的心！吴教授，究竟有没有什么茶有助于减肥，帮那些爱美的女孩们实现"骨感美人"的减肥愿望呢？

现在的女孩子张口闭口都是减肥，有些女孩已经很苗条了，依然还嫌自己胖。更为夸张的是，有一次我听到几个幼儿园的小姑娘们，也在谈论有关减肥的话题。想必，这都是受大人以及社会风气的影响吧！

对于减肥这件事，我的看法是，适可而止，且不可一味地"以瘦为美"。比如四大美人之一的杨玉环，她虽然很胖，不依然受到唐玄宗李隆基的百般宠爱吗？过度肥胖确实容易对身体健康产生危害，但是如果一个人一味地追求瘦，往往会对身体造成更大的伤害。要知道，美是以健康为基础的，如果一个女人整日病恹恹的，就算身材再苗条，又能得到多少人的赞许呢？

听到这里，可能会有姑娘们问我："吴老师，难道你不支持减肥吗？"当然不是，我支持大家科学减肥，但不主张盲目减肥。比如，一个人要想减肥的话，可以为自己制订一个减肥计划表：早晨要吃的有营养，中午要吃的丰盛，晚上可以少吃主食，多吃水果、蔬菜。另外，每天坚持运动40分钟以上，比如慢跑、健身操、瑜伽等。这样坚持一段时间，想不瘦都难。除此之外，还可以借助茶饮来强化减肥效果。那么，究竟哪些茶可以减肥呢？今天我就重点聊一聊茶疗减肥的方法。

茶具有消脂减肥的作用，这一点古人很早就已经认识到了。比如，中医典籍在讲述茶的功效时，就有"久服安心益气，轻身不老"的文字记载。另外，现代科学研究结果也证明，茶叶中含有茶多酚和维生素C等物质成分，这类物质具有促进脂肪氧化、促使胆固醇排出等功效，所以茶不仅具有软化血管、降低胆固醇等功效，而且还具有降脂、减肥的作用。

那么，我们应该如何喝茶减肥呢？想要通过喝茶来减肥，最好的方法是，早饭后半个小时喝一杯绿茶，因为绿茶里含有大量的茶多酚和维生素C，可以促进脂肪分解代谢；午饭后半个小时，喝一杯普洱茶，以促进身体发热，避免脂肪过度堆积。比如，当我们吃饭的时候，会感觉身体发热，这是因为肠胃在吸收食物时，通过自律神经作用释放热量所致，科学上称这种发热现象为"食饵性体温发生"。这种发热功能越旺，吃下去的东西其燃烧的速度也就越快，避免食物热量以脂肪的形式堆积在体内。茶疗减肥研究者通过多种茶品实验，发现普洱茶促进"食饵性体温发生"的效果最好，所以普洱茶的减肥效果也最明显。

也有一些人认为，早上空腹喝茶能够去脂通便，减肥效果好，其实这是一种错误观点。实际上，空腹饮茶不但起不到减肥作用，反而会对身体造成伤害。另外，人的体质不同，对茶的耐受力也不一样，所以喝减肥茶要根据体质来定，只选择适合自己的茶饮。如果有人不适合饮用绿茶、乌龙茶、普洱茶等传统茶品，可以尝试一些其他的减肥茶，如大麦茶、柠檬茶、荷叶茶等。

• 1. 大麦茶——去油腻、助消化

大麦茶是民间流传最广的一种茶饮，其具体制作方法是，先把大麦炒至焦黄，饮用时，只需加水，在火上煮沸即可饮用。这种茶不仅味道芳香，而且具有健脾开胃、助消化、减肥等作用。《本草纲目》中也提到了大麦味甘性平，具有平胃止渴、益气调中、消积进食等功效。另外，大麦中含有一种独特的膳食纤维，这种纤维可以将肠胃中的"垃圾"排出体外，所以大麦茶具有去油腻、助消化等作用。

提醒大家，在喝大麦茶时最好选择大火煮，因为用火煮出来的大麦茶不仅味道好，而且能够使大麦中的营养物质更充分地释放出来。如果实在不方便的话，也可以用沸水冲泡，但冲水后要盖上盖子焖一会儿。

• 2. 柠檬茶——控制食欲

柠檬茶是一款备受女孩子青睐的茶饮。由于柠檬中含有一种具有抑制食欲功效的物质，当饮用这款茶后，人的食量会减少，自

然也就达到了减肥、瘦身的效果。而且，柠檬中含有丰富的维生素C，可以使面部肌肤更具弹性。

在冲泡柠檬茶时，要选择温水，而不是热水或沸水。因为高温环境会破坏柠檬中的维生素C，而且还有可能使柠檬中的有毒物质释放出来。

• 3. 荷叶茶——阻止脂肪吸收

我国自古以来就把荷叶奉为瘦身良药，《本草纲目》中也有"荷叶减肥，令人瘦劣"的记载。中医认为，荷叶性凉，味苦、辛、微涩，归心、肝、脾经；具有消暑利湿、健脾升阳、减肥降脂等功效。另外，荷叶中含有荷叶碱、柠檬酸、苹果酸等，这些物质可以在肠壁上形成一层脂肪隔离膜，可有效阻止人体对脂肪的吸收，以达到减肥瘦身效果，而且减肥后不易反弹。

为达到更好的减肥效果，通常是将荷叶与其他药材搭配饮用。比如，可以按照陈皮5克，鲜荷叶1张，生苡仁10克，生山楂10克的比例进行搭配；然后将新鲜荷叶洗净、切丝、晾干，将陈皮、山楂、苡仁混合研制成细末；将以上茶料混合均匀，分装成小袋，制成陈皮荷叶茶。另外，还可以将荷叶与山楂搭配，制成荷叶山楂茶；将荷叶与桂花搭配，制作荷叶桂花茶等，这些茶方都具有去除油腻、除胀气、减肥瘦身等效果。

最后提醒大家一下，孕妇、乳母等人群需要摄入充足的营养，不适宜饮用荷叶茶，反之，则可能会导致贫血。所以孕妇、乳母等人禁用荷叶茶。

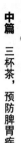

中篇 三杯茶，预防脾胃疾病

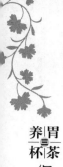
第五节　嗜辣族如何喝茶

冬天一到，就会冷得令人猝不及防，暴雪，寒潮，北风，真是开启了速冻模式。为了御寒，身边的很多朋友都选择火锅作为晚餐，还都是选麻辣锅底，红呼呼的汤底看着就暖和。吃的时候倒挺痛快，但第二天牙痛、咽喉痛、口腔溃疡、眼睛红肿模糊等上火症状一一袭来。像这种因饮食过辣而导致的上火，有什么茶方是可以"熄火"的呢？

冬天火锅店的生意普遍火爆，天寒地冻的，一顿热乎乎的火锅下肚，确实舒服。但身体却是我们自己的，要想不上火，就一定要抵挡住麻辣美食的诱惑。

既然提到了吃火锅，我也给大家讲两个有关火锅的段子。前段时间，我在网上看到一则这样的段子"世界上没有什么事是一顿火锅不能解决的。如果有，那就两顿。"我不太清楚这是段子手在调侃吃货，还是火锅店做的推广广告，反正说得挺有意思的。还有一个是在火锅店门口看到的广告，写得也挺有水平，"三十年史上最冷的周末，用火锅解决一切！"可见火锅是多么深入人心呀。

不过，火锅虽好，却容易"引火上身"，尤其是红汤底火锅，更要适可而止，不能过多食用。其实不光是火锅，在冬季大家炒菜时也会多放一些辣椒，尤其是平时就喜欢吃辣的人，更会放开了大吃特吃。我就认识几个"嗜辣如命"的朋友，由于平时吃辣椒过多，经常出现各种上火症状。

　　听到这里，有人可能会说："吴教授，在中医药学中，辣椒也算是一味中药呀，您怎么能说它危害身体健康呢？"的确，中医认为，辣椒性热，味辛，入心、脾经，具有行气活血、温中散寒、开胃消食等功效，可治疗食欲不振、冻疮、痢疾、风湿性关节炎等病症。另外，从西医的角度来说，辣椒中含有微量元素、维生素C，适量吃辣椒可促进消化，而且能够预防胆结石。不过，就算辣椒的好处再多，也一定要做到适可而止。

　　如果过量食用辣椒的话，会促使消化道分泌大量的消化液，刺激胃黏膜，导致胃黏膜充血、水肿。长此以往，我们的胃将会出现胃脘灼热、腹痛、腹胀、恶心、呕吐等症状，严重者甚至会发展成胃炎、肠炎等病。辣椒还会导致肺气过盛，使人出现咽喉肿痛、口干舌燥、口腔溃疡、鼻腔燥热、牙痛等"上火"症状。另外，过食辛辣食物，还会使体内湿从热化，导致痤疮、血压升高、痔疮发作。

　　那么，我们如何来消除辣椒给身体带来的各种不适症状呢？一方面通过饮食进行调理，比如吃火锅时多吃蔬菜、豆类，少吃肉、海鲜等，同时多吃香蕉、梨、橙汁、苹果等生津止渴、祛火祛燥类的水果。另外，在吃辣味食物后，还可以多喝一些祛火茶饮，以达到健脾和胃、祛火降热的功效。下面就给大家推荐几款具有降火作

115

用的茶饮：

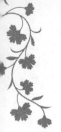

• 1. 菊花绿茶——解油腻、祛燥火

通常情况下，很多人在吃辣椒的同时还会吃很多油腻食物，这时可以多喝菊花绿茶。由于绿茶中含有一种叫芳香族化合物的物质，这种物质可以去除身体中的油脂，使身体变得更加苗条，而菊花茶则能够缓解疲劳。当两种茶相互结合时，可促进胃液分泌，帮助肠胃消化，另外这款茶还具有解油腻、祛燥火等作用，以缓解辣椒对身体造成的不适感。

那么，菊花绿茶如何泡制呢？这款茶所需原料包括绿茶（安吉白茶或者龙井）、菊花（金菊花）、白糖三种茶料，其具体用量可根据自己平常的喝茶习惯而定。比如，喜欢甜味者可以多放些白糖。具体冲泡方法是，将以上3味茶料放入杯中，以85℃左右的开水冲泡。本茶方具有清热解毒、宁心明目等作用。另外提醒大家一点，菊花的用量不宜过多，一般1~2枚即可，最多不宜超过3枚，同样茶叶也不宜放的过多。

• 2. 水果茶——润肺、降胃火

在吃火锅或者吃了大量辣椒后，还可以喝些水果茶。水果茶的制作也很简单，将苹果、梨子、橘子、橙子等常见水果去皮、切块，放入锅中，加适量水煮沸即可饮用。水果茶不宜煮时间过长，否则将会导致维生素流失。尤其在冬天，由于天气寒冷，大家会少

吃很多水果，这时不妨多喝一些水果茶，如此一来既补充了维生素，又达到了清心润肺、生津降火的作用，可谓是一举多得。

• 3. 八宝茶——清火、除燥又养颜

八宝茶是一种传统养生茶，具有健脾和胃、益气补肾、清火除燥、宁心安神、美容养颜等功效。据传，八宝茶最早是由慈禧太后命太医配制而成的，这款茶的具体泡制方法是：准备人参3克、桂圆肉5克、枸杞8克、葡萄干6克、罗汉果3克、甘草1克、冰糖40克、毛尖茶5克；将以上8味茶料放入盖碗中，冲入适量滚烫的开水，加盖焖置2~3分钟即可享用。

最后提醒大家，冲泡八宝茶时要用沸水，而且最好选用连盖的茶碗和底座小碟三件套，这是八宝茶的传统泡法。这种茶具又被称为"三泡台"，其最大好处是保温效果好，而且端起来时也不会烫手。也正因为这个原因，八宝茶又被称为"三泡茶"。

第六节　加班族如何喝茶

　　说起职场，那简直是"鸭梨山大"。关于上班族，网络上非常流行的一句话是"女的当男的使，男的当牲口使"。我身边的许多编辑朋友也是如此，很多时候，为了加班赶稿，连一口正经的饭菜都吃不上，大都是一边干活一边吃点汉堡、饼干凑合了事。时间久了，身体开始吃不消，腹胀、胀痛、嗳气、食欲不佳等肠胃病症都出来了。这时就会有朋友跑来问我，针对他们这些超常忙碌的加班族，应该怎么通过茶饮来调理身体？

　　虽然我一直在说茶饮对身体的各种好处，但喝茶也不是万能的。一个人要想身体健康，首先要养成良好的生活习惯，比如平时的饮食习惯、作息习惯、运动习惯对身体健康都至关重要。

　　我也曾遇到过不少年轻白领患者，大都是"只要工作不要命"的加班族。他们仗着自己年轻身体好，就不管不顾地拼工作。常常是早饭不吃，午饭应付，晚饭却大吃大喝，然后还要熬夜，临睡前饿了，还要吃顿夜宵再睡觉，结果年纪轻轻的就患上了各种肠胃病。大家也都理解，年轻人拼职场不容易，但吃饭这件事却不能太凑合。

胃作为人体的"仓廪之官"，需要严格遵守"时间表"，如果一个人总是饮食不规律，则会严重伤害肠胃。这是因为，胃液的分泌在一天之中具有高峰与低谷之分，以方便肠胃对食物的消化。如果一个人在该吃饭的时候没有给胃提供食物，胃中的消化液就会刺激胃黏膜，从而诱发消化不良、胃炎、胃溃疡等各种胃病。另外，如果一个人一顿饭吃得太多，又会给肠胃增加负担，尤其是在临睡前加餐吃夜宵，不仅会导致肥胖，而且还会影响睡眠质量。长期如此，肠胃的消化秩序就会被破坏，严重影响身体健康。

咱们前面说的，大都是生活习惯对肠胃的影响。下面我跟大家聊一聊加班族如何通过喝茶来养胃。

上班族，尤其是经常加班的上班族，大都饮食不规律，平时活动量也比较少，这种生活习惯会导致肠胃功能减弱，从而诱发便秘病症。对于加班族来说，上午可适当喝一些绿茶，既可以调理肠胃，又能够提神醒脑，提高工作效率。午后最好喝一杯乌龙茶或普洱茶，这两种茶的作用咱们前面都详细讲过，此处不再重复。下面我给大家介绍几款原来没有讲过的中药养胃茶。

• 1. 麦冬茶——养阴益胃、清热润燥

麦冬属百合科植物，它的块根是一种很常用的中药材。大家可能不太了解，很多城市将麦冬草用作城市绿化，而且在浙江、四川、江苏一带，很多人都有饭前饮用麦冬茶的习惯。中医认为，麦

冬具有健脾胃、助消化、去油腻等功效。另外，《中国食疗学》一书中说，麦冬性微寒，味甘、微苦，具有养阴益胃、清热润燥等功效，适合脾胃虚弱者食用。

那么，冬麦茶如何制作呢？其实，这款茶的泡制方法并不复杂，其具体步骤是：麦冬9克，党参9克，北沙参9克，玉竹9克，天花粉9克，乌梅6克，知母6克，甘草6克；将以上茶料共同研制成茶末，放入保温瓶中，以适量沸水冲泡，焖置30分钟左右，温饮，每日1剂。本茶方具有益阴养胃功效，可治疗萎缩性胃炎、胃纳不旺等病症。

• 2. 玉米须茶——减肥瘦身

提到玉米须，在座的朋友都很熟悉，但往往却将它视为废料，总是随手扔掉，这是一种很浪费的习惯。其实，玉米须是一味药用价值很高的中药材，又称之为"龙须"。中医认为，玉米须性平、味甘、淡，入肝、肾、膀胱经，具有平肝利胆、利尿消肿、清热等功效，是一款效果不错的减肥瘦身茶饮。这款茶的具体制作方法是：准备鲜玉米须100克，茶叶5克；将玉米须洗净，放入锅中，倒入清水2碗，用小火煎煮30分钟，然后以此水冲泡茶叶饮用，每日1剂。本茶方可治疗肥胖、水肿等病症。

另外，从西医营养学的角度来讲，玉米须也具有很高的药用价值，因为玉米须中含有丰富的维生素、脂肪油、生物碱等成分，这些物质具有降压、利尿、降血糖等作用，而且玉米须还能够促进胆汁排泄，也就是中医所说的"利胆"作用。

• 3. 桑叶茶——疏散风热、清肺润燥

中医认为，桑叶具有疏散风热、清肺润燥、清肝明目等功效，常用来治疗风热感冒、肺热咳嗽等病症。《本草纲目》中关于桑叶的记载则是"桑箕星之精神也，蝉食之称文章，人食之老翁为小童。"由此可见，桑叶具有非常好的延年益寿功效，因此桑叶又被称为"神仙草"，日本人称桑叶为"长寿茶"。

如果大家留心的话可能会发现，很多治疗风热感冒、肺热咳嗽的中成药里都含有桑叶成分。那么自制桑叶茶如何泡制呢？其具体方法是：选用生态环境优越、无污染的优质嫩桑叶为原料，经过洗晾、揉搓、烘干等多道程序制成，饮用时直接用沸水冲泡。

最后我仍然要提醒大家一下，无论是再好的茶饮也不是万能的，不能因为喝了茶就肆无忌惮地熬夜。就算是效果最好的茶，也只能是缓解熬夜带给身体的一些伤害，但却无法完全消除它。所以，希望各位年轻人能够爱惜自己的身体，做到合理安排饮食、休息。

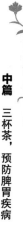

第七节　老年人如何喝茶养胃

　　在前面的内容中分别讲述了开车族、电脑族、加班族等人群饮茶护胃、养胃的方法，使大家受益匪浅。但是，以上内容大都是针对年轻人来说的，但老年人喝茶也是很普遍的，好多介绍养生保健的文章中，也常常给老人们推荐一些养生茶。老年人群又有哪些适合他们饮用的养胃、护胃茶饮呢？

　　对于现代人来说，喝茶养生已成为一种习惯，当然老年人也不例外。与年轻人相比，老年人的空闲时间相对较多，他们可以一边喝茶一边看书，也可以和几个老友聚在一起喝喝茶聊聊天，这何不是一种惬意、舒适的晚年生活呢？还有很多老年人，他们非常重视茶养生，将喝茶当成一种重要保健方法，每天几杯茶是必不可少的事情。

　　古人说"饮茶能延年益寿"，这句话很有道理，茶确实是一种很好的保健饮品，尤其对于老年人来说是不错的选择。老年朋友容易患心脑血管方面的疾病，而茶叶中所含的有效成分具有软化血管、防止动脉硬化、降血压、降血脂等功效；另外，老年人的肠胃功能也相对减弱，而茶刚好又具有助消化、暖胃、养胃等作用；除此之外，适量饮茶还具有抗疲劳、抗衰老、醒脑提神、防辐射、防癌、抗癌等作用，所以茶饮堪称"可口的良药"。

那么，什么茶适合老人们饮用呢？老年人喝茶要先了解不同茶品的功效，然后根据自己的身体情况进行选择。比如，如果想软化血管，就首选绿茶，因为绿茶中含有较多的茶多酚，具有抗氧化作用，能够降低血液中的胆固醇和纤维蛋白，从而达到降血脂的目的；如果想调理脾胃，就选择熟普洱茶，因为熟普洱经过了充分的发酵，对肠胃刺激小，而且浓度适宜的熟普洱还能保护胃肠黏膜，具有暖胃、养胃、健脾等作用。

虽说喝茶对身体健康非常有益，但事情大都有其两面性。尤其对于老人来说，其身体的各种机能都有所下降，肠胃功能也大不如年轻人，所以在饮茶时老年人更要有所禁忌，否则会因喝茶不当给身体健康带来各种隐患。为使老年朋友们可以更科学、更健康地饮茶，下面强调几点老年人喝茶的"不宜之事"。

1. 不宜喝茶过量。要想通过喝茶来养胃护胃，首先要做到不伤胃，所以老年人饮茶要考虑到不给肠胃、心脏等器官增加负担，比如不要过量饮用。要知道，茶叶中含有可导致神经兴奋的物质成分，如过量饮茶会使心跳加速、血压升高，从而诱发胸闷、心悸等不适症状；另外，如果老人一次性饮茶过多，还会使胃液稀释，最终导致消化不良、腹胀、腹痛等症状。

2. 不宜喝浓茶。我国民间流传有《饮茶诀》一书，其书中说"淡茶温饮最养人、喝茶过浓犯茶瘾"，由此可见，古人早就认识到了喝浓茶的害处。这是因为，浓茶中含有大量的咖啡因和茶碱，

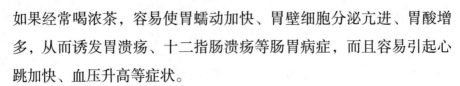
如果经常喝浓茶，容易使胃蠕动加快、胃壁细胞分泌亢进、胃酸增多，从而诱发胃溃疡、十二指肠溃疡等肠胃病症，而且容易引起心跳加快、血压升高等症状。

3. 饭前饭后不喝茶。有不少人总喜欢在吃饭前或刚吃完饭时喝上一杯茶，认为这样可以清理肠胃垃圾，有助于肠道消化，而实际上往往是适得其反。因为，若一个人在饭前或饭后半小时喝茶，则会冲淡胃液，影响胃液对食物的消化，严重者还会诱发胃黏膜炎。除此之外，空腹饮茶也不可取，这将会导致"醉茶"现象发生，其主要表现是心悸、头晕眼花、心烦等。

4. 睡前不喝茶。由于生理原因，老年人的睡眠时间普遍减少，而且很多老人还患有不同程度的失眠、多梦等睡眠障碍。如果在临睡前喝茶，则会导致神经兴奋，使失眠症状加重。而且《黄帝内经》中也说"胃不和则卧不安"，所以，一个人要想睡眠好，就要使肠胃安好，且不可因为睡前饮茶而刺激肠胃、神经，导致睡卧不安、失眠多梦。

5. 不喝隔夜茶。所谓"隔夜茶"，是指冲泡后放置时间过久的茶，并不仅仅是指泡过的茶存放过夜。当茶水放置时间过久，茶中的维生素会大量流失，另外茶汤中的蛋白质、糖类在长时间的氧化中会导致细菌、霉菌繁殖，若饮用了隔夜茶，则会诱发各种胃肠道疾病。所以，老年人不要喝放置过久的隔夜茶。

前面讲的大都是老年人喝茶时的各种禁忌，下面再给大家介绍几种适合老年人喝的健脾养胃茶。

1. 木香乌梅麦冬茶。木香乌梅麦冬茶是用木香、麦冬、乌梅配制而成的茶方，其具体泡制方法是取木香3.5克、麦冬15克、乌梅10

克，加适量水煎煮10～15分钟，去渣取汁，分2次代茶饮用。此茶方具有温中和胃、行气止痛、开胃生津等功效，适合肠胃功能不好的老年人饮用。

2．黄芪红枣枸杞茶。这款茶制作起来也很简单，其具体方法是，准备黄芪15克、枸杞15克、红枣15个；将以上3味茶料放入砂锅，加适量清水，大火煮沸后转小火，继续煎煮1小时，待茶汤稍凉后加适量蜂蜜调味即可饮用。此茶方具有补气健脾、养血排毒等功效。另外，在寒冷的冬天，还可以用黄芪炖牛羊肉，这款汤对老年人的身体具有很好的滋补作用。

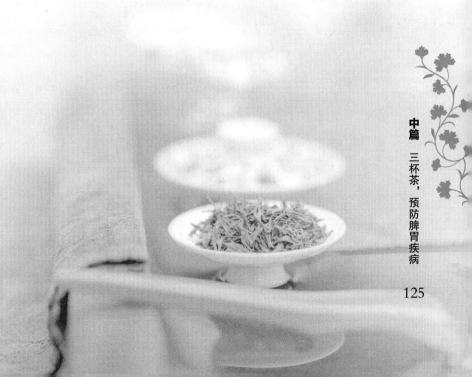

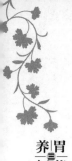
第八节　特殊体质特殊茶

　　现在的人大都喜欢玩微信，当看到什么好的内容随手一点就能分享，非常方便。但我却发现，很多时候大家分享的内容观点是有冲突的。就拿养生类文章来说吧，前几天我就在微信上读到两篇文章，一篇文章说玫瑰花茶能疏肝理气、健脾和胃，尤其适合女性饮用，堪称养颜佳品，女人应该经常喝这种茶；另一篇文章却说玫瑰花茶喝多了容易口干舌燥、长痘痘，不宜多喝。每当遇到这种公说公有理，婆说婆有理的事情，很多人就开始迷茫了。那么，各种养生茶该怎样喝才正确呢？

　　微信的确是现在年轻人的好圈子，通过微信可以结识很多朋友，学到不少有用的知识。其实，我这个老太婆偶尔也玩微信，看看朋友圈里的好文章。客观一点儿说，朋友圈里有些养生文章写得还是不错的，但也有一些文章会出现概念上的错误或其他问题，其中较为常见的问题是，很多养生方法说得似是而非，只说了"其然"，而没有说清楚"其所以然"，难免会给人误导。

　　刚才提到有关玫瑰花养生的文章，其实就犯了这种错误。对于玫瑰花茶的作用与用法，这两篇文章说的都有一定道理，但却没有做到具体情况具体分析，比如什么人在什么情况下适合喝玫瑰茶，又有哪些人不适合等。所以，我们平时要注意多学习一些养生方面的知识，培养自己的基本判断能力。

在前面的内容中，我们也多次讲过，每款茶都有其自己的性质，或凉性，或温性，当然还有平性。另外，中医也将人的体质分为燥热和虚寒两大类。因此，我们在喝茶时要做到因人、因时而异，也就是说，要根据个人的体质，以及所处的季节来选择喝什么样的茶。一个人如果选错了茶，不但不能达到强身健体的效果，反而会适得其反，伤害身体。

那么，如何来选择适合自己的茶呢？大概来讲，绿茶和青茶中的铁观音属凉性茶，乌龙茶、大红袍等半发酵茶则属于中性茶，而以黑茶、红茶为代表的全发酵茶则属于温性茶。如果你属于燥热型体质，就要多喝些凉性茶；如果你属于虚寒型体质，就应该多喝中性茶或温性茶。比如，咱们刚才提到的玫瑰花茶，就属于温性茶，虽然它具有疏肝理气、健脾和胃、补益气血等作用，但燥热体质的人却不宜饮用，另外夏季时也不可多喝玫瑰花茶，否则将会出现口舌干燥、长痘、便秘等上火症状。

《黄帝内经》中讲道："人之生也，有刚有柔，有弱有强，有短有长，有阴有阳。"这句话的意思是说，每个人的禀赋在出生时就确定了。比如，有的人性格刚强，有的人性格柔弱；有的人体格强健，有的人身体虚弱；有的人高大魁梧，有的人身材矮小；有的人体质偏阳、有的人体质偏阴。具体来讲，人的体质分为9大类型，即平和体质、气虚体质、阳虚体质、阴虚体质、痰湿体质、湿热体

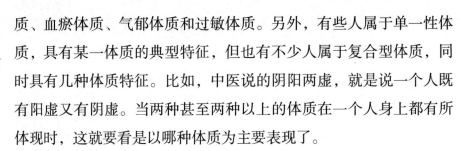

质、血瘀体质、气郁体质和过敏体质。另外，有些人属于单一性体质，具有某一体质的典型特征，但也有不少人属于复合型体质，同时具有几种体质特征。比如，中医说的阴阳两虚，就是说一个人既有阳虚又有阴虚。当两种甚至两种以上的体质在一个人身上都有所体现时，这就要看是以哪种体质为主要表现了。

1. 和平体质。平和体质是最稳定、最健康的体质，顾名思义就是阴阳气血调和、身体比较健康的那种。这类人适合各种性质的茶饮，具体怎样选可以参考前面讲的如何根据季节喝茶，或一天之中怎样喝茶等方法。另外，咱们还是重点讲讲特殊体质的人如何正确喝茶。

2. 气虚体质。气虚体质者大都体力、精力不足，经常会感到累，机体免疫功能和抗病能力也比较低，这是由他们身体中的元气不足造成的。对于气虚体质者来说，平时可以多吃黄豆、大枣、桂圆等益气健脾类食物，茶饮方面适合饮用普洱熟茶、乌龙茶以及富含氨基酸的茶，如安吉白茶等。

3. 阳虚体质。阳虚体质者的主要特点是阳气虚衰，由于阳气具有温暖肢体和脏腑的作用，所以阳虚体质的人常表现为畏寒、手脚冷、面色和舌苔发白等。从饮食上来说，这类人可以多吃大葱、生姜、韭菜、辣椒等甘温益气类食物，茶饮方面可以多喝红茶、黑茶和重发酵乌龙茶，尽量少喝绿茶、黄茶，更不要饮用苦丁茶。

4. 阴虚体质。阴虚体质是由阴血不足引起的，其主要表现为口燥咽干、手足心热等虚热症状。从饮食上来说，这类人应多吃甘凉滋润类食物，比如绿豆、冬瓜、芝麻、百合等，茶饮方面可多喝绿茶、黄茶、白茶、苦丁茶，以及轻发酵的乌龙茶等，同时在泡茶时可以适当加入枸杞、菊花、决明子等中药材。另外，慎喝红茶、黑茶、重发酵乌龙茶等。

5. 痰湿体质。痰湿体质是比较常见的一种体质类型，中医认为痰就是津液的堆积，是水谷精微在代谢过程中不畅顺所导致的。比如，当一个人体内脏腑阴阳失调或气血津液运化失调时，就容易生成痰湿。对于痰湿型体质来讲，最需要做的事情是健脾利湿，比如平时可以喝薏仁红豆茶、荷叶茶，另外也可以适当喝一些富含茶多酚的绿茶。

6. 湿热体质。湿热体质一般是由先天不足、久居湿地、喜食肥甘、长期饮酒等原因致使湿热内蕴形成的，其主要表现为面部皮肤油脂多、痤疮、口苦口干等症状。这类型体质者可以多喝绿茶、黄茶、白茶、苦丁茶、轻发酵的乌龙茶等，另外在泡茶时可以适当加入枸杞、菊花、决明子，不过一定要慎喝红茶、黑茶和重发酵乌龙茶。

7. 血瘀体质。这类体质者主要特点是全身血脉都不够畅通，具有一种潜在的瘀血倾向，其主要症状表现为肤色晦暗，皮肤上经常出现瘀斑。中医认为"瘀血不去，新血不生"也就是说当一个身体的血液循环不好，会直接影响到营养物质对机体的供给，所以血瘀体质者大都形体消瘦。这类体质者可以适当喝一些稍浓的茶，另外可以多喝山楂茶、玫瑰花茶、红糖茶等。

8. 气郁体质。气郁者多是由情绪忧郁烦闷、心情不舒畅所致。中医认为，人体之气是人生命运动的根本和动力，机体的各种生理活动，即是气在人体内运动的具体体现。当这种"气"在身体中聚结不行时，便会出现"气郁"，最终导致机体气血循环不畅，严重

影响身体健康。而要想改变"气郁"需要多喝具有行气解郁、消食醒神等功效的茶饮，如安吉白茶、山楂花茶、玫瑰花茶、菊花茶、佛手茶、金银花茶、葛根茶等。

9．过敏体质。中医所说的过敏体质与西医说的过敏体质有些相像，其主要表现为易过敏、季节适应能力差，比如有的人经常鼻塞、打喷嚏、流鼻涕，也有的人对药物、食物、气味、花粉过敏，另外有的人皮肤容易起荨麻疹等，这都属于过敏体质的典型表现。过敏体质者喝茶要尝试着来，比如当想喝哪种时，可以先少泡一点，泡淡一点，如果没问题再按正常量喝。由于每个人出现过敏的过敏原不一样，很难说什么茶能喝什么茶不能喝，也不要因为容易过敏就不敢喝茶，毕竟茶饮对身体健康很有裨益，不能因噎废食。

总之，饮茶既是一种时尚，也是一种科学养生之道。所以在饮茶这件事情上，要以健康为第一原则。比如，平时多学习一些与茶相关的知识，然后根据体质、喜好、环境、时间、季节来选择合适自己的茶饮。

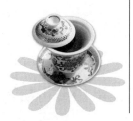

下 篇

对症喝茶，脾胃健康美一天

第一章　胃部亚健康，三杯茶可祛

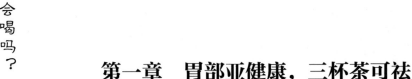

第一节　连萸竹陈茶，清热和胃祛胃热

很多人晚上都爱火锅，吃的时候大汗淋漓，是爽快了。可是第二天早上起床后，发现嘴里有一股难闻的口臭味，刷牙时竟然牙龈出血了。这可就不美了，那该怎么办呢？

其实也不要太着急，这就是上火了，以后注意少吃辛辣的东西就可以了。我现在就跟大家说一个清胃热、和脾胃的茶方——连萸竹陈茶。

连萸竹陈茶，看上去只几个字，其实每一个字都代表一味中药。这里所谓的"连"是指黄连，"萸"是指吴茱萸，"竹"是指竹茹，"陈"是指陈皮，"茶"就是我们在家里常喝的绿茶。这款茶的具体泡制方法是：取黄连6克，吴茱萸1克，竹茹10克，陈皮4克，绿茶3克；然后把黄连、吴茱萸、竹茹、陈皮放入锅中，加清水煎煮，煮沸后15分钟用药汁来冲泡绿茶，待茶汤晾凉后饮用。这款茶具有不错的去胃火效果，上火的朋友不妨试一试。

那么，人为什么吃了辛辣食物就会上火生病呢？《黄帝内经·素问》中说："水为阴，火为阳。"也就是说，当身体中阴阳平衡时，人体才不会生病；反之若一个人胃火过旺，阳气过盛，阳气就会压倒阴气，最终胃热就出现了。所以，容易犯胃热的人，平时要注意饮食调理，比如多吃水果、蔬菜，少吃辛辣的东西。一旦吃了辛辣食物，就要多喝水。

我曾经有一个病人也是胃热、火大，同时还伴有胃痛症状。用他的话来说，每次胃痛病发作时，总感觉胃里像是火烧一样灼痛。早上起床时发觉嘴里很干，刷过牙后还是有口臭，只好吃些口香糖来遮掩口臭味，但仍然有一种难闻的异味从嘴里冒出来，弄得他都不好意思和朋友说话了。当时我就给病人推荐了这款连萸竹陈茶，他连续喝了大概2周，胃热、胃痛的症状完全改善了，而且口臭的毛病也不知不觉消失了。

为什么连萸竹陈茶能清热去火呢？这当然是跟它里面的成分有关了。比如，关于茶方中的黄连，民间就流传有"家有黄连，百病可愈"的谚语。中医认为，黄连性寒味苦，归心、肝、脾、胆、胃、大肠经，具有清热燥湿，泻火解毒等功效。另外，在唐代医学经典《千金要方》一书中，经常看到祛火药方里配伍有黄连这味药材。

茶方中的吴茱萸，性热味辛、苦，归肝、脾、胃、肾经，具有散寒止痛的功效。听到这里，有人可能会问了："吴教授，吴茱萸性热啊，有胃火的人喝了它泡的茶，胃里的火不就更大了么，这不

是火上浇油吗?"在这里我需要给大家解释一下，由于黄连这味药实在是太"寒"了，需要吴茱萸来给它加把火，它们携手进入胃里面，不寒不热，胃不就舒服了吗？

另外，茶方中还有竹茹，这味药性微寒味甘，归肺、胃经，具有除烦止呕的功效。有的病人胃火大，吃下去的东西会很快吐出来了，而喝了用竹茹泡的茶，呕吐症状会得以缓解；还有陈皮，也就是橘子皮，它性温味苦、辛，归肺、脾经。在治胃病的方子里，我们经常能看到陈皮，这是因为陈皮具有很好的健胃消食作用。

所以说，胃火旺的人很适合饮用连萸竹陈茶。但需要注意的是，由于吴茱萸有小毒，在冲茶时且不可用量太多！另外，有的人可能味觉过于敏感，根本喝不下黄连这种苦味的药，我下面再推荐另外几款清热和胃茶方，以供大家选用。

清热和胃三杯茶

◇1. 枇叶竹茹茶

【原料】枇杷叶15克，竹茹20克，麦冬10克，制半夏6克。

【制法】将以上4味茶料洗净，加水煎汤，去渣取汁。

【用法】代茶饮，每日1剂。

【功效】清胃热、除烦、降逆、止吐等。

【主治】胃热呃逆、呕吐等症。

◇2. 鲜藕姜汁茶

【原料】鲜藕250克，生姜50克。

【制法】将以上2味茶料洗净、捣碎，用干净纱布挤汁。

【用法】分次代茶饮，每日1～2剂。

【功效】开胃、清胃热、解毒、止吐等。

【主治】胃热、呕吐等症。

◇3. 芦荟苹果饮

【原料】新鲜芦荟500克，苹果250克，鲜柠檬500克，麦芽糖100克，冰糖100克。

【制法】准备一个干净的玻璃瓶，放入锅中用清水煮开5分钟，捞出晒干后备用；将新鲜芦荟洗净，在两个侧边各切一刀，去掉尖刺，放入开水中泡10分钟；用刀横着削去芦荟外层的绿皮，将里面的透明果肉切丁；将柠檬榨汁备用；将苹果切成小块，把苹果和芦荟一起放入锅中煮开，转小火慢熬；加入麦芽糖和冰糖，用勺子搅拌；大约熬20分钟，放入柠檬汁搅匀。再熬几分钟，一直熬成黏稠酱状，关火，自然冷却。装入消毒过的玻璃瓶中，放入冰箱冷藏。

【用法】每次取2大勺，放入随身携带的水杯中，加纯净水稀释饮用。

【功效】排毒、清胃火、清肠、清肝火、润喉、防斑、防痘等。

【主治】便秘、声音嘶哑、长斑、长痘等。

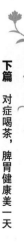

第二节　老姜茶，暖胃养身祛胃寒

　　这几天气温急剧下降，一位老朋友的胃寒病又犯了。不但胃疼得厉害，而且还不停地拉肚子。据她描述，有时候感觉有一股子冷风在肚子上吹。

　　胃病是一种常见病，而且很难被彻底治愈，所以我们经常听到"十人九胃病"的说法。尤其是上了年纪的老年人，稍微吃点凉的或遇到天气变化，胃病就会找上门来。

　　那么，我们好端端的胃，为什么会受寒呢？俗话说，冰冻三尺非一日之寒。其实一个人患"胃寒症"也是日积月累所导致的。所谓胃寒，从中医的角度来说，即指脾胃阳气虚衰，其发病原因多为过食生冷或寒邪之气进入机体，导致阴寒凝滞在胃腑之中，《伤寒论》中又称之为"胃中冷"或"胃中虚冷"。

　　胃寒发病有内因、外因两种。比如有的人胃病发作，是因为吃了生冷寒凉食物，然后感觉胃不舒服，严重时还会拉肚子，这是因胃受外寒所致，就像天气预报中说某某地方又来寒流了，要注意防寒保暖了。另外，还有一种人是脾胃虚寒，也就是说，脾胃中的阳气相对于阴气来说太弱了，导致胃中的寒气过重。虽然引起胃寒病的原因不同，但胃痛、恶心厌食、腹泻这些症状大体是一样的。如果简单概括的话，胃寒者的主要特征只有两个字，那就是：怕冷。

对于胃寒病人来说，吃药的治疗效果并不明显，往往是轻轻重重反复不止。那么，应该如何治疗胃寒病呢？最好的办法是茶疗，我这里就有一个治疗胃寒最见效的茶方——老姜茶。

民间有句谚语说："冬吃萝卜夏吃姜，不用医生开药方。"为什么生姜在老百姓的心中占有如此之重的分量呢？其根本原因在于，生姜性微温，味辛，归肺、脾、胃经，具有解表散寒、温中止呕等功效。

其实，生姜的药用价值很早就被古人们发现了，而且民间流传有许多用生姜治病的故事。

相传，姜是尝百草的神农氏发现的，神农氏以品尝百草的方法，来分辨不同药材的药性，而且在品尝过程中时常有误食毒草而中毒的事情发生。有一次，神农氏中毒昏迷，醒来后发现一种青草的块根，当神农氏把这种植物吃下去后，肚子里咕噜咕噜地叫了一阵，然后开始感觉全身暖洋洋的，很快精神就恢复了。小小植物，竟然救命了神农氏的性命，因此神农氏对这种植物格外重视。神农氏姓姜，于是就把这种青草的块状根命名为"生姜"。

在古代，不知道有多少普普通通的老百姓受到了生姜的恩惠。比如，清代医书《罗氏会约医镜》中记载："煨姜，治胃寒，泄泻，吞酸。"由此可见，老姜茶是古人们治疗胃寒的常见茶方。那么，老姜茶究竟是如何泡制的呢？既然老姜茶方能够被广泛使用，方法定不会过于复杂。这款茶的具体泡制方法是：准备老姜15克，洗

净，切成片，放入锅中，然后往锅里加清水250～300毫升，再加入红糖20克，开火煮沸即为老姜茶。胃寒的人，喝上一碗老姜茶，就像是在冷杯子里面加热水，杯子热了，胃也就不寒了，很快便感觉全身暖洋洋的，有一种说不出的舒服自在。

记得小时候，每当受寒感冒时，家里的老人总是熬一碗老姜茶，通常是喝完老姜茶后，卧床盖被休息1～2个小时，当身体发汗后，体内的寒气也就被逼出来了，头痛、鼻塞等症状自然也就好了。

其实，生姜不仅能够驱寒，而且还可以延寿，比如大思想家孔子就喜欢吃生姜，而且《论语》中也有"不撤姜食，不多食"的记载。要知道，在孔子生活的那个年代，人均寿命也就在四十岁左右，而孔子却能够活到73岁，达到了"人生七十古来稀"的水平。由此可见，孔子是一个善于养生之人，而且生姜定为他的长寿作出了一定的贡献。

除老姜茶之外，还有一些茶方具有驱寒暖胃作用，在这里我也一并推荐给大家，希望能够给胃寒病人带来一定的帮助。

驱寒暖胃三杯茶

◇1. 刀豆壳糖茶

【原料】刀豆壳50克，红糖适量。

【制法】将刀豆洗净，放入锅中，加水煎汤，去渣取汁，加入适量红糖调味。

【用法】代茶饮，分2次服用，每日1剂。

【功效】温中散寒、下气、利肠胃、止呃逆等。

【主治】胃寒呕吐、呃逆等症。

◇**2. 高良术皮茶**

【原料】高良姜2克，白术2克，橘皮2克（鲜品5克）。

【制法】将以上3味茶料洗净、沥干；将高良姜、白术研成粗末，将橘皮切成细丝，共同装入纱布袋中，扎紧口，放入杯中；以适量沸水冲泡，加盖浸泡25～30分钟。

【用法】代茶饮，早饭、晚饭后分2次温饮。

【功效】补脾益胃、温胃和中、散寒祛风、行气、化痰、降血压等。

【主治】胸腹胀满、脾胃寒、脘腹冷痛、反胃、呕吐等症。

◇**3. 柿蒂茶**

【原料】柿蒂3个，茶叶10克。

【制法】将以上2味茶料放入杯中，以适量沸水冲泡。

【用法】代茶温饮。

【功效】温中和胃、健脾益胃、散寒等。

【主治】胃寒呃逆。

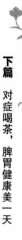

第三节　山神莱陈茶，消食和胃除胃痛

记得在我们小时候，孩子们最盼望的事就是过节，因为每逢遇到节日，便会有各种好吃的、好玩的、好看的。而对于现代人来说，最怕的就是过节，甚至网上流传有"人过节，胃过劫"说。

"人过节，胃过劫"，用这句话来形容中国人的过节心情，简直是太贴切了。可以说，中国是一个爱热闹的民族，更是一个爱吃的民族。大家有没有发现，中国的很多传统节日中，都能看到美食的影子，比如元宵节吃汤圆，中秋节吃月饼，端午节吃粽子，春节时最高兴的莫过于一家人凑在一起吃一顿丰盛的团圆饭。

为什么会说"人过节，胃过劫"呢？这是因为，每逢节日之时，那些把自己吃出个"肠梗阻"或"胃穿孔"的事情总是屡见不鲜。要知道，在物质匮乏的年代，平日里人们都节衣缩食，只有在过节时饭菜中才能"沾荤"。而在物质丰富的今天，每个家庭的一日三餐都已经很丰盛了，一旦遇到节日，便开始铺张浪费，什么鸡鸭鱼肉、生猛海鲜样样都不能少。一顿饭下来，需要吃进肚里这么多食物，这的确是饱了口福，但我们脆弱的肠胃可就遭老罪了。所以，节日过后，很多人便会患上节日后遗症——伤食证。

伤食证究竟是一种什么病呢？所谓伤食，也就是我们通常所说的积食，是指一个人因吃的过多过饱，导致食物积滞在肠胃中不易消化，最终引起食欲下降、恶心、呕吐、厌食、精神不振等症状。那么，有什么好办法可以解决肠胃"积食"问题呢？这就需要消食化积、清理肠胃，比如平时可以多吃山楂、苹果、西梅、番茄、猕猴桃等健脾消食的食物，另外还可以喝山神莱陈茶，这款茶是由山楂、神曲、莱菔子、陈皮、红茶配伍泡制而成的，具有健脾和胃、助消化等功效。

几周前，一位旅居英国的朋友给我打电话，他说自己的妻子最近几天总是持续发烧。吃退烧药降温，几个小时之后体温又会升上来，去医院检查，医生又说内脏器官没有什么毛病。看妻子被高烧折磨的精疲力尽，他只好打电话向我求助。

我简单了解了一下英国当时的天气温度，感觉问题并非出在天气上。后来我又问朋友，他的妻子在发烧之前有没有过量饮食。这时，朋友恍然大悟说，就在妻子生病的前天晚上，他和妻子一起参加了华人朋友的聚会。由于朋友之间好久没见面了，进餐时点了很多饭菜。第二天凌晨时，妻子就开始胃疼、恶心、呕吐、腹胀、脸色发黄，而且感觉浑身发热，一测体温竟然高到38℃。

听朋友提到聚会的事情，我淡定地说道："别担心了，你老婆并没有什么大病，她的发烧是积食导致的，吃点消积化食的药物就好了。"随后，我又给朋友推荐了山神莱陈茶，以帮助他的妻子快速恢复健康。

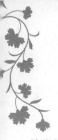

由于国外的中药店很少，朋友去了十几家药店才把所有的药材配齐。俗话说好事多磨，朋友的妻子按照茶方喝了两天，体温就降下来了，随之恶心、呕吐、腹胀、胃疼等症状也消失了。

听到这里，台下的朋友肯定会说："吴老师，既然山神莱陈茶有如此好的消食效果，那赶快给我们公布一下这款茶的配方吧！"大家不要着急，好东西我自然会分享的。现在我就介绍一下山神莱陈茶的配制冲泡方法。其具体步骤是：取山楂10克、神曲10克、莱菔子6克、陈皮6克、红茶5克；将山楂、神曲、莱菔子、陈皮洗净、沥干放入锅中，然后加水450毫升，开火煎煮；煮沸15分钟后去渣取汁，用药汁冲泡红茶，趁温热时饮用，每日1剂。这款茶不仅积食的人可以喝，普通人也可以喝，每天饭后喝上一杯山神莱陈茶，不仅能够开胃消食、健胃，而且还具有提神醒脑、消除疲劳的功效。

总之，一个人要想脾胃健康，就要养成规律饮食的习惯，且不可过于贪食。如果实在没有管住自己的嘴巴，贪吃了几口，在进食后要喝上一杯消食茶，来帮助脾胃进行消化。在这里我不妨再多唠叨一句，其实具有消食和胃功效的茶方有多种，除上文介绍的山神莱陈茶之外，玳麦芽茶、佛手茶也是不错的消食化积茶饮，其配制方法如下：

消食和胃三杯茶

◇1. 玳麦芽茶

【原料】玳玳花1.5克，炒麦芽5克，炒谷芽5克。

【制法】将以上3味茶料洗净、沥干，共同研为粗末；将茶末装入纱布袋中，扎紧口，放入杯中；以适量沸水冲泡，加盖浸泡

25～30分钟。

【用法】代茶饮，午饭、晚饭后分2次温饮。

【功效】健脾和胃、开胃消食、化滞、疏肝理气等。

【主治】胃积食、胃脘胀痛、胸中痞闷、食欲不佳等症。

◇2. 佛手茶

【原料】佛手10克。

【制法】将佛手切成薄片，分两次放入杯中，以适量沸水冲泡。

【用法】温饮。

【功效】健脾和胃、理气止痛等。

【主治】消化不良、胃脘疼痛等症。

◇3. 豆蔻荷术茶

【原料】白豆蔻1克，香橼1.5克，荷叶3克（鲜品6克），白术2克。

【制法】将以上4味茶料洗净、沥干；将白豆蔻、香橼、白术研成粗末，将荷叶切丝，共同装入纱布袋中，扎紧口，放入杯中；以适量沸水冲泡，加盖浸泡15～20分钟。

【用法】代茶饮，早饭、晚饭后分2次温饮。

【功效】补脾暖胃、益胃、消食、祛痰、燥湿、理气舒郁等。

【主治】脾胃气弱、胃痛胀满、不思饮食、呕吐、倦怠少气等症。

第四节　绿梅茶和胃止痛，赶走胃胀气

周末去好友家中，她给我泡了一杯茶汤，闻起来有种很好闻的花香味儿。我一看是绿梅茶，便问她为啥泡这茶给我，好友说，这是另一位朋友介绍给她的，说可以养胃，今天正好我来，便请我鉴定鉴定。

那位朋友说的不错，绿梅茶的确属于一款养胃茶，它是用绿萼梅和绿茶一起泡制而成的。说起绿萼梅，可能很多人会觉得陌生，其实绿萼梅就是我们平时见到的绿梅，由于它的花萼是绿色的，所以又得名"绿萼梅"。

古代文人们大都喜欢梅花，而且还留下了"梅花香自苦寒来"的经典名句。人们之所以喜欢梅花，不仅是因为梅花外观美，具有观赏价值，更重要的是梅花还具有广泛的药用价值。中医认为，绿萼梅性平味苦、微甘，归肝、胃、肺经，具有平肝和胃等功效，可治疗胸胁胀痛、胃痛、消化不良等症状。另外，《本草纲目》中有关绿梅的记载则是"气味酸、涩、平，主治胁肋胀痛、脘闷胀气、纳食"。由此可见，绿梅最显著的功效则是治胃胀。

说起胃胀，大家都不应该陌生吧？也就是我们经常所说的胃胀气。从外观上来看，胀气的胃部就像一个充满气的气球，给人一种滚圆饱满的感觉，同时还会伴有胃痛、恶心、呕吐、不思饮食等症状。

这时，可能有人会说："吴老师，我也时不时地会有胃胀的感觉，但却不知道什么原因导致的。也不知道自己平时要注意什么。"从中医的角度来说，引起胃胀的原因有多种，比如胃功能低下、肝气郁结、脾胃受寒、脾胃湿热、饮食不节、情志不佳等都会诱发胃胀。另外，慢性胃炎、胃下垂、幽门梗阻、慢性肠炎、习惯性便秘、肝硬化、腹膜炎等病症也会导致胃胀症状发生。

那么，我们应该如何来治疗胃胀呢？其实，我在前文回答问题时就已经说了，绿梅茶属于养胃茶，可健脾和胃，尤其对胃胀、胃痛具有显著疗效。而且在临床治疗中，我也用绿梅茶治好了不少胃胀患者。

我曾经遇到一位胃胀气病人，每当胃胀时，他就感觉胃中有一股气在向上顶，当顶到一定程度时就会打嗝，这个时候就会感觉胃里舒服了很多。也有的时候，只是感觉胃胀的厉害，但却打不出嗝来，此时就会有种想呕吐的感觉，在干呕的同时胃部还会伴有压痛感。除胃部不舒服外，病人在情绪上也有异常表现，比如工作时打不起精神，偶尔遇到一点儿小事，就会暴跳如雷、大发脾气。通过病人对病症的描述，我感觉他的病因出现在肝上，要想治好胃胀，首先任务就是疏肝理气，于是我便给病人推荐了具有疏肝理气、健脾和胃、醒脾止痛功效的绿梅茶。这款茶的具体配制冲泡方法是：取绿萼梅10克、绿茶4克，以适量沸水冲泡，焖置片刻即可饮用，茶汤喝完后可以继续加水冲饮。大概坚持饮用了一个月的时间，病人胃胀、胃痛、呕吐等不舒服的症状消失了，情绪也开始变得平和、愉悦起来。

前面我们介绍的都是绿梅茶的好处与功效，然而所有的事物都具有"好"与"坏"的两面性。同样，绿梅茶虽然具有健脾养胃作用，但并不适合所有人群饮用。比如当一个人出现口干少津、舌红无苔等阴虚症状时，则不宜饮用绿梅茶，否则将会伤阴耗气，导致其他病症发生。为帮助更多的朋友赶走胃胀气，除绿梅茶外，我再推荐几款除胀、止痛茶，以供大家参考选择。

除胀、止胃痛三杯茶

◇1. 核桃川芎茶

【原料】核桃10克，川芎6克，紫苏6克，雨前茶6克，老姜、砂糖适量。

【制法】将前4味茶料洗净，放入锅中，加水煎汤，然后在药汁中加入适量老姜和砂糖。

【用法】代茶饮服。

【功效】行气、和胃等。

【主治】胃腹胀满、胃痛、不思饮食等症。

◇2. 消胀开胃茶

【原料】核桃10克，炒麦芽10克，川芎6克，建曲6克，雨前茶6克，紫苏6克。

【制法】将以上茶料洗净，放入锅中，加适量清水煎汤，去渣取汁。

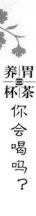

【用法】温饮。

【功效】行气和胃。

【主治】腹部胀气、不思饮食等症。

◇3．术橘山药茶

【原料】白术2克，橘皮（鲜品10克）2克，山药5克。

【制法】将以上3味茶料洗净、沥干；将白术、山药研成粗末，将橘皮切成细丝；将白术、橘皮、山药同装入纱布袋中，扎紧口；将茶袋放入杯中，以适量沸水冲泡，加盖浸泡20～30分钟。

【用法】代茶饮，早饭、晚饭后分2次温饮。

【功效】健脾和胃、理气、燥湿化痰、固肾等。

【主治】胸腹胀满、不思饮食、呕吐呃逆、鱼蟹中毒等症。

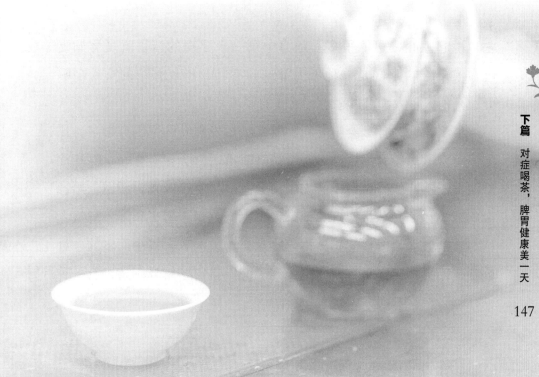

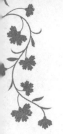

第五节　玳玳姜片茶，胃气调畅不呕吐

当一个人精神压力大、心里受委屈时，常常都会找一两个挚友或闺蜜倾诉，只要把烦恼"吐"出去，心里就会舒畅很多。然而，如果我们的胃也总是不"吐"不快活，那可能是因为身体出现了问题。我经常听到一些人抱怨自己肠胃不好，稍微吃的不对劲就会恶心呕吐，让我推荐几个治疗呕吐的好方子。

说起呕吐，可能很多人脑海中第一个浮现的情景就是孕妇呕吐。实际上，呕吐是一种极为常见的症状，不仅怀孕的女人会呕吐，其他人也大都有过恶心、呕吐的痛苦经历。

那么，人为什么会呕吐呢？其实，诱发呕吐的原因有很多，比如当一个人患感冒、胃病、寄生虫病时都时常会伴有恶心、呕吐症状。关于呕吐，《黄帝内经》中曰："寒气客于肠胃，厥逆上出，故痛而呕也。"从中医理论上来说，呕吐是由于胃失和降、胃气上逆导致的以食物、痰涎等胃内之物从胃中上涌，自口中而出的一种病症。而且中医还分别对"呕"与"吐"进行了解释阐述，有一种说法是，有物有声者为"呕"，有物无声者为"吐"；另一种说法则是呕以声响名，吐以吐物言。不过，在实际的病症表现中，呕与吐大都是同时发生的，很难把两者截然分开，所以在具体的治疗中总是把"呕"与"吐"合并处理，统称为"呕吐"。

比如，当有人肠胃不舒服找中医看病，大夫经常会说是由"胃气不调"引起的。那么，医生口中的"胃气"是指什么呢？所谓胃气，是指以胃肠为主的消化功能，对于正常人来说，胃气充足是一个人健康的表现；而对于身体患病的人而言，胃气则会影响身体的康复。所以，中医在治疗呕吐病症时，以"和脏腑"为基本原则，然后采取"寒者温之、热者寒之、虚者补之、实者泻之"的治疗手法，最终达到脾胃兼顾、健脾和胃的治疗目的。

那么，当一个人恶心、呕吐时，有什么方法可以调和胃气呢？以我多年的临床经验来看，调和胃气最有效的方法就是玳玳姜片茶。中医认为，玳玳花性温味甘、微苦，入肝、脾二经，具有疏肝理气、和胃止痛、消胀止吐等功效；而生姜性微温味辛，归肺、脾经，具有温中止吐、温肺止咳、发汗解表等功效。

玳玳姜片茶不仅止吐效果好，而且还具有不错的美容养颜功效。据说，在清代康熙年间，玳玳花颇受江南女子们欢迎，她们不仅把玳玳花作为美容养颜茶品来喝，而且会把玳玳花做成各式各样的香囊佩戴在身上。也正是这种香气淡雅的玳玳花，不仅使江南女子拥有了娇艳可人的容貌，而且为她们增添了一种芳香、脱俗之气。

玳玳姜片茶之所以被广泛流传，还有一个显著特点是，这款茶男女老幼皆可饮用，而且泡制起来简单便捷。在这里，我给大家介

绍一下玳玳姜片茶的具体制作步骤：取玳玳花3克，生姜片3片；将玳玳花、生姜片放入杯中，以适量沸水冲泡，焖置片刻即可以代茶饮用。长期饮用这款茶，不仅可调节胃气、健脾和胃，治疗各种胃病，而且能够美容养颜。

除玳玳姜片茶以外，下面我再给大家推荐几款茶方，这些茶同样具健脾和胃、降逆止呕的显著功效。

调胃止吐三杯茶

◇1. 乌梅冰糖茶

【原料】乌梅12克，冰糖适量。

【制法】将乌梅、冰糖放入锅中，加水煎汤。

【用法】温饮。

【功效】健脾和胃。

【主治】恶心、呕吐等症。

◇2. 豆蔻藿香茶

【原料】白豆蔻6克，藿香10克，半夏9克，陈皮10克，生姜2片。

【制法】按照以上配方比例，加大剂量，将所有茶料研成粗末；每日取30克，装入纱布袋；将茶袋放入保温瓶中，以适量沸水冲泡，加盖焖置15分钟。

【用法】代茶频饮，每日1剂。

【功效】行气和中，健脾、消滞、止吐、降气化痰等。

【主治】腹胀、呕吐、恶心、气滞、积食不化等症。

◇**3. 橘皮生姜茶**

【原料】橘皮6克，生姜3克。

【制法】将以上2味茶料洗净，放入锅中，加水煎汤，去渣取汁。

【用法】温饮，每日2次。

【功效】健脾和胃、降逆止吐等。

【主治】脾胃不调、呕吐、呃逆等症。

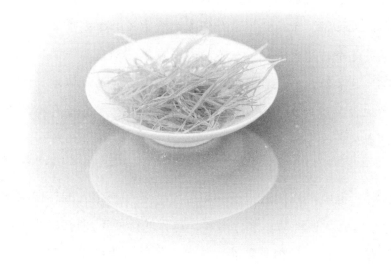

第六节　乌梅芡实茶，调理肠胃治腹泻

　　说起腹泻，就会想起马三立大师的经典笑话《买猴》。相声中讲的故事是，有一个工厂办事员患有拉肚子的毛病，工作时总是突然发作。一日，领导让他写一则通知，通知的内容是"到东北角某工厂买猴牌肥皂五十箱"。此时，他拉肚子的毛病又犯了，于是就把这个任务交给了另一个办事员，这位办事员是个"马大哈"，一不小心写成了"到东北买猴儿五十个"，结果扯出一连串的闹剧。由此看来，腹泻貌似是一件小事，但在关键时刻却会惹出大麻烦来！但是，腹泻是什么原因造成的？又有什么办法可以治疗呢？

　　腹泻，也就是我们通常说的拉肚子。是指一个人的排便次数明显超过平常，大便稀薄、水分增加，每日的排便量超过200克，而且便中含有未消化的食物或黏液、脓血。另外，腹泻者还常伴有肛门不适、排便急迫、失禁等症状。

　　俗话说："好汉也架不住三泡稀。"一个人偶尔腹泻，对身体并不会有大碍，但如果患了严重性腹泻，一天跑十几次厕所，就算再强壮的身体，过不了几天也会出现脱水症状，从而影响到身体健康。

我以前有一个病人，经常性地拉肚子，工作的时候总是往厕所跑，一天不跑个七八回都觉得肚子不舒服。同事们每次去厕所，都发现他正在厕所里蹲着，于是给他起了个"所长"的绰号，令他烦恼不已。这个病人去过很多医院，也吃过不少治腹泻的药，但都没有效果。后来他找到了我，我给他开了一个乌梅芡实茶的方子，病人坚持服用一段时间之后，腹泻症状调理好了。

听到这里，可能有朋友会问："吴老师，我也经常会出现腹泻，究竟什么原因会诱发腹泻呢？"其实，导致腹泻的原因有很多，比如细菌感染、病毒感染、食物中毒、食物滞留、生冷食物、小肠吸收不良、血吸虫病、大肠癌等病都会伴有不同程度的腹泻症状。不过从中医的角度来说，所有的腹泻都是由"脾胃不和"引起的。比如，元代著名医家李东垣在《脾胃论》中说："内伤脾胃，百病由生。"所以，当脾胃不和时，我们的身体就会出现各种疾病。从五行学说上来说，脾属土，而土一般都是干的，如果土湿润到一定程度了，那就不再是土了，而变成泥了。同样，我们的脾胃也喜欢干燥的环境，一旦脾胃功能失调，脾湿过重，将会出现腹泻、腹痛等症状。

那么，我们应该如何调理脾胃、治疗腹泻呢？前面我也说了，乌梅芡实茶可以治腹泻。这款茶的具体泡制步骤如下：准备乌梅15克、芡实15克、白术11克、熟地黄10克、山楂干15克；将乌梅去核、切碎，将芡实、白术、熟地黄、山楂共同研制成末；将乌梅与茶末混合均匀，分成10份，分别装入10个茶袋中；每次泡茶时取一

个茶包放入杯中，以适量沸水冲泡，浸泡5分钟后代茶饮用。这款茶具有健脾和胃、收敛止泻、开胃消食、安神定神等功效，不仅可治疗腹泻病症，而且对结肠炎、脾胃虚弱、食欲不振等病症具有良好的调理作用。

如果你患有拉肚子的毛病，或者身边有朋友正被腹泻病症困扰，不妨泡一杯乌梅芡实茶来止泻。另外，你也可以试一试以下几款止泻茶方，相信总有一款茶是适合你的。

止泻三杯茶

◇1. 乌梅防风茶

【原料】乌梅6克，防风7克，当归8克，白糖适量。

【制法】将以上茶料放入杯中，以适量沸水冲泡，加盖焖置1小时。

【用法】代茶频饮。

【功效】收敛生津、调和肠胃等。

【主治】过敏性肠炎所致的腹泻。

◇2. 三花止泻茶

【原料】玫瑰花6克，茉莉花3克，金银花9克，陈皮3克，甘草3克，绿茶9克。

【制法】将以上茶料混合均匀，分成5份装入茶袋；每次饮用时取1袋，放入杯中，以适量沸水冲泡，加盖浸泡10～20分钟。

【用法】温饮。

【功效】消食化积、收敛固肠、理气止痛、清热解毒、杀菌消炎等。

【主治】腹泻、慢性肠炎、消化不良、细菌性痢疾等症。

◇3. 柚姜止泻茶

【原料】老柚壳9克，细茶叶6克，生姜2片。

【制法】将柚子壳和茶叶共同研末，生姜煎汤。

【用法】以姜汤送服茶末。

【功效】温中理气、调和肠胃、止泻等。

【主治】腹泻如水。

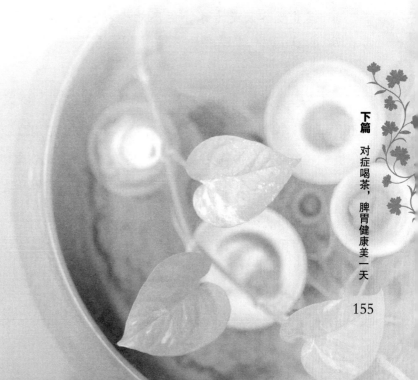

第七节　玫瑰花茶，胃部反酸就喝它

　　情人节那天，朋友圈里好不热闹，每个女孩子都在晒男友、老公给自己送的玫瑰花。然而，我的眼球并没有被各种鲜艳欲滴的玫瑰吸引，反而被朋友J晒出的密密麻麻的干玫瑰吸引了。据J说，自己最近肠胃不好，老公专门从药店购买了九百九十九朵玫瑰花的花蕾，一方面象征了爱情的天长地久，另一方面也得以调养老婆的肠胃。吴教授，我们都知道您在花茶养生方面是专家，能不能告诉大家，玫瑰花究竟具有哪些好处？

　　一提到玫瑰，大家首先想到的就是爱情，可以说这是一种定向思维。在这里，我也给大家分享一个有关玫瑰的感人故事。

　　有一对彼此倾慕的男女，男人每天都会去山上采玫瑰花送给心爱的女人。后来，他们结婚了，而且有了一个可爱的宝宝。可女人在生完孩子之后，身体变得越来越虚弱，最后竟然卧病不起。男人找遍了附近的名医，但都治不好女人的病，就这样女人的身体一天不如一天。

一日，有一个花匠来到男人的家中，看看虚弱不堪的女人，又瞧了瞧桌子上的玫瑰花，然后告诉男人，每天用玫瑰花给女人泡茶喝，女人的病就会好起来。男人将信将疑，但还是听了花匠的话，每天用玫瑰花给女人煮水喝。故事的结局是，女人的病一日日好转，然后他们过上了三口之家的幸福生活。

　　从表面上看，这是一个很感人的爱情故事，其实故事中蕴含了一定的中医养生知识。中医认为，玫瑰花性温，味甘、苦，具有活血散瘀、补充气血、健脾和胃、美容养颜等功效，而女人所患之症刚好是产后体虚，在饮用一段时间的玫瑰茶之后，身体恢复是符合中医养生理论的。另外，《本草纲目》中也说，玫瑰花具有通经活络、明目排毒、调和肝脾等功效，所以经常喝玫瑰花茶可以调理我们的脾胃。

　　大概在一个月之前，有个病人给我打电话，说自己最近胃有点不舒服，稍微吃一点甜的或者酸的食物，就会感觉胃中反酸，而且伴有胃灼热症状，严重时还会吐酸水，问我该怎么办？在弄清楚她的各种症状后，我给她开了一个玫瑰花茶的方子，其具体泡制方法是：每次取玫瑰花15克泡茶喝；对于气虚者来说，可以往花茶中加入3～5枚红枣，或者加入西洋参9克；若是肾虚患者，则可以往玫瑰花茶中放入15克枸杞子。另外，也可以根据个人口味加入适量冰糖或蜂蜜，这样一来不仅可增强茶方功效，而且能够减少玫瑰的涩味。

　　对于女性朋友来说，如果每天坚持喝一杯玫瑰花茶，不仅可调理胃酸、胃寒、腹泻、痛经、身体虚弱等病症，而且可以使女人的肌肤像玫瑰花瓣一样红润、光泽。所以，女人们可以经常饮用玫瑰

花茶。不过需要提醒大家的是：玫瑰花不宜与茶叶一起冲泡，由于茶叶中含有鞣酸成分，这种物质会影响玫瑰花的疏肝解郁功效。另外，由于玫瑰花具有活血化瘀和收敛肠胃的作用，所以月经量多者在月经期间不宜喝玫瑰花茶，便秘者也不宜多喝玫瑰花茶。

另外，为给胃酸患者提供更多的选择，下面再推荐几款抑制胃酸的茶方。总之一句话，每天一杯养胃茶，健脾和胃顶呱呱。

防止胃酸三杯茶

◇1. 白香延茶

【原料】白芍（炒）2克，香附1.5克，枳壳1.5克，延胡索1.5克。

【制法】将以上4味茶料去杂质、洗净、打碎；将打碎的茶料一同装入纱布袋中，扎紧口，放入茶杯中；以适量沸水冲泡，加盖浸泡10分钟，加入适量蜂蜜调味。

【用法】饭后分次温饮，每日1剂。

【功效】疏肝理气、和胃止痛、降逆止呕、消肿、消积等。

【主治】胃部反酸、胃脘疼痛、呃逆上冲等症。

◇2. 糯米大枣粥

【原料】大枣5枚，糯米100克。

【制法】将糯米洗净，大枣洗净去核；将粳米、大枣一同放入锅中，加适量清水煮粥，煮至大枣熟烂。

【用法】吃枣喝粥。

【功效】益胃生津、健脾、补气血等。

【主治】胃寒虚所致的吐酸、嘈杂等症。

◇3. 神曲厚朴陈皮茶

【原料】神曲6克，厚朴6克，陈皮5克，黄连2克，枳实3克，豆蔻3克，云苓9克，鸡内金6克，薯蓣12克，龙胆草1.5克，甘草3克。

【制法】将以上茶料一同放入锅中煎汤；去渣取汁；再次加水煎煮，去渣取汁；将两次的药汁混合。

【用法】温饮，分早、晚2次服用。

【功效】温脾、益胃等。

【主治】胃部反酸、嘈杂等症。

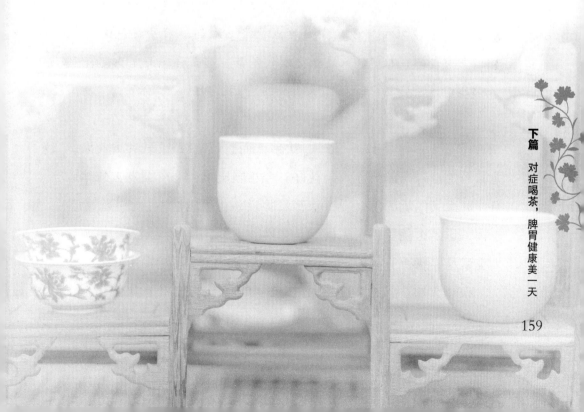

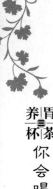

第二章　胃部疾病，三杯茶可除

第一节　急性胃炎，别急，桂花茶可治

　　金秋十月，桂花飘香。每当花香扑鼻时，我便会想起小时候小贩们街头叫卖的桂花糕，只需咬上一口，便会唇齿留香。其实，桂花不仅可以用来做糕点，很多人还喜欢拿桂花泡茶喝。现在越来越多的人喜欢上喝桂花茶，那么桂花茶究竟具有哪些功效？

　　桂花茶不仅是味道很好的饮品，而且具有良好的治病效果，尤其对急性胃炎的治疗效果甚好。今年国庆节，一个朋友去外地旅游，回来问他玩的怎么样？他苦着脸说，在当地吃坏肚子了，上吐下泻，送到医院后，医生确诊是急性肠胃炎，本来规划好的旅游计划也就这样泡汤了。

　　在聊天时，我刚好看到他办公室的桌子上放着一盒桂花茶，笑着对朋友说："其实，你的身边就有治急性胃炎的药啊！"听我这么说，朋友是丈二和尚，摸不着头脑。我笑着指了指桌子上的桂花茶说："我说的药，就是它！"朋友听说桂花茶可以治胃炎，马上冲了桂花茶，一杯茶下肚，顿时感觉胃里暖洋洋的。朋友笑着说道："早知道自己身边有这么好的药茶，何苦去医院花钱找罪受呢？"不过，我提醒朋友说："胃炎具有慢性胃炎与急性胃炎之分，对于慢性胃炎来说，可以用桂花茶进行调理；而对于突发性急性胃炎，首先要及时去医院，然后再以桂花茶进行辅助治疗。

患过胃炎的朋友都知道，胃炎是一种难缠的病症，不仅难以治愈，而且反复发作，另外饮食不节、水土不服等因素也会诱发胃炎发作。比如，像我前面提到的那位朋友，他在去外地旅游时，由于肠胃不适应当地的气候和水质，最终诱发了急性胃炎。另外，我还要提醒曾患过急性胃炎的朋友，当经过一段时间的治疗，腹痛、拉肚子等病症消失，但这并不代表胃肠疾病完全治愈，因为胃黏膜受损伤后是很难进行彻底治愈的。此时，不妨每天喝一杯桂花茶，不但具有健脾暖胃、止痛等作用，而且还有助于受损胃黏膜的修复保护。

为什么桂花茶能够治疗急性胃炎？这还需要从桂花的功效作用说起。古人把桂树称为百药之长，这是因为桂树浑身都是宝，就拿桂花来说吧！桂花味辛，性温，无毒，主治心腹寒热冷疾、秋冬腹疼等病症。另外，《本草汇言》记载，桂花具有"散冷气，消瘀血，止肠风血痢"等功效，能够驱散身体中的寒邪之气。另外，古人们还喜欢用桂花酿酒，经常喝桂花酒具有延年益寿的作用。

既然桂花茶对肠胃有如此多的好处，那桂花茶要如何泡制呢？

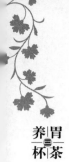

最简单的方法就是去药店或超市购买包装好的桂花茶。另外也可以自行配制，其具体方法是：取干桂花1克，红茶2克；将桂花、红茶放入杯中，以适量沸水冲泡，加盖浸泡6分钟左右，每天早晚各喝一杯。如果在桂花茶中调入适量蜂蜜，还可以治疗便秘。

除桂花茶外，我再给大家介绍几款可辅助治疗急性胃炎的茶方。

急性胃炎三杯茶

◇1. 三花茶

【原料】金银花10克，佛手花5克，玫瑰花5克。

【制法】将以上3味茶料洗净、晒干，放入杯子中；以适量沸水冲泡，加盖焖置10分钟。

【用法】代茶饮，每日1剂，可回冲3～5次，当日饮完。

【功效】清胃热、理气等。

【主治】胃热炽盛型急性胃炎。

◇2. 山楂白术竹茹茶

【原料】焦山楂15克，白术10克，竹茹6克，佩兰6克。

【制法】将以上4味茶料放入锅中，加水煎汤，去渣取汁。

【用法】代茶饮，每日1剂，当日饮完。

【功效】健脾和胃、清热除湿、止吐等。

【主治】肝郁气滞型急性胃炎。

◇3. 姜汁砂仁茶

【原料】生姜汁20克，砂仁15克，陈皮20克。

【制法】将砂仁、陈皮洗净，放入锅中，加水煎煮20分钟，去渣取汁，调入姜汁。

【用法】代茶饮，每日1剂，当日饮完。

【功效】醒脾和胃、通滞气、散寒、温肝肾等。

【主治】寒邪犯胃型急性胃炎。

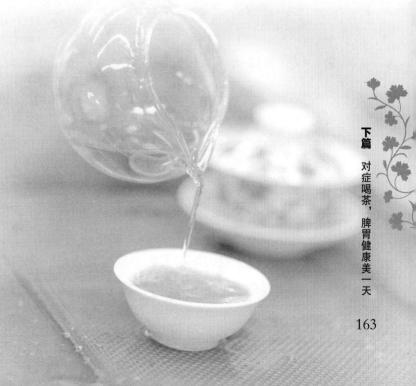

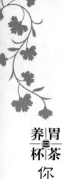
第二节　胃溃疡，别恼，紫苏茶可除

说起溃疡病，大家感受最深的应该就是口腔溃疡了。几乎每个人都被口腔溃疡困扰过，它就像埋在嘴巴里的一个地雷，摸不得，也碰不得，吃饭也感觉不到香味。大家知道吗？不仅口腔会溃疡，我们的胃同样也会出现溃疡，也就是我们通常说到的"胃溃疡"。那么，胃为什么会溃疡？又有什么方法可以治愈胃溃疡呢？

说起胃溃疡，没有听说过这个病的人很少。胃溃疡是一种很常见的消化系统病症，患者通常表现为周期性上腹疼痛、反酸、嗳气等症状。由于这种病在症状表现上与胃炎、肠炎、消化不良等病有很大的相似之处，所以很难引起病人的重视。

我认识一位朋友张先生，半年前出现肚子痛，有时候还会出现恶心、呕吐等症状，严重的时候会往外吐酸水。但是他并没有放在心上，能忍就忍，实在受不了了就去药店买点胃药来吃。最近一段时间，他肚子痛越来越频繁，去医院检查后，才发现是胃溃疡。

前面我们也说，胃溃疡是属于慢性胃病，往往是几年、十几年、甚至几十年积累而成的病。比如，很多胃溃疡患者在初期只是胃炎而已，但由于没有及时治疗，最后发展为胃溃疡。另外，由于胃溃疡的明显症状是胃痛，与其他胃病的症状很像，这就迷惑了那些缺少专业知识的人，错过了最佳治愈时间。胃溃疡还有一个特点，这种病在发作时犹如火山爆发，胃痛症状明显，但过了发作期之后，疼痛症状又会潜伏起来，给人一种病痛痊愈的假象，最终导致溃疡病越来越严重。

那么，我们如何来治疗胃溃疡，或者说如何从根本上来预防胃溃疡呢？概括来说，预防胃溃疡需要我们做到"十戒"，即戒长期精神紧张、戒过度疲劳、戒饮食饥饱不均、戒酗酒无度、戒嗜烟成癖、戒浓茶咖啡、戒狼吐虎咽、戒睡前进食、戒不讲卫生、戒滥用药物。从饮食方面来说，胃溃疡病人要以"营养丰富、易消化"为基本饮食原则，比如可以多喝佛手扁苡粥、黄芪内金粥、桃仁猪肚粥、木瓜草鱼尾汤等具有健脾养胃功效的粥或者汤类食物。另外，也可以通过茶疗法来进行治疗，比如，紫苏茶就是一款适合胃溃疡患者饮用的茶方。

紫苏茶是由紫苏叶、砂仁、红茶3味茶料配伍而成。其具体配制冲泡方法是：取紫苏叶5克，砂仁2克，红茶3克；将紫苏叶、砂仁洗净，研成粗末；将药末与红茶一起放入杯中，以适量沸水冲泡，加盖焖置15分钟即可饮用，每天1剂，通常可以回冲3～5次。

听我说紫苏茶也能治胃溃疡，不少读者朋友们可能会感觉好奇，在这里我就从药性上给大家简单解释一下。从中医药材作用上来说，紫苏叶性温，味辛，归肺、脾经，具有解表散寒，行气和胃等功效；而茶方中的另一味茶料砂仁，性温，味辛，归脾、胃、肾

经，具有温脾胃、化湿气等功效；红茶，大家都熟悉，它性温，具有助消化、健脾胃、消肿等功效。而且，现代医学也发现，紫苏叶中含有一种特殊的葡萄糖，这种物质可以有效保护胃黏膜，具有显著的抗溃疡作用。所以，经常喝紫苏茶，对胃溃疡具有极好的预防、治疗作用。

除紫苏茶之外，中医茶方中还有许多可以防治胃溃疡的方子。我今天再给大家推荐几款茶饮，希望能够给胃溃疡病人带来帮助。

预防胃溃疡三杯茶

◇1. 大麦茶

【原料】焦大麦10克。

【制法】将焦大麦放入杯中，以适量沸水冲泡，加盖焖置片刻。

【用法】代茶饮服。

【功效】健胃消食、平胃气、止隐痛等。

【主治】慢性胃炎、胃溃疡、消化不良等症。

◇2. 生姜蜂蜜茶

【原料】鲜生姜20克，蜂蜜30克。

【制法】将生姜洗净、切片，加温开水适量，在容器中捣碎取汁；加入适量蜂蜜，用温开水调和均匀。

【用法】温饮，每日1剂，当日饮完。

【功效】温胃和中，健脾益胃等。

【主治】脾胃虚寒型消化道溃疡。

◇3. 蜂蜜甘陈茶

【原料】蜂蜜60克，生甘草10克，陈皮7克。

【制法】将甘草、陈皮洗净，放入锅中，加水煎汤，去渣取汁，调入蜂蜜。

【用法】代茶饮，每日1剂，分3次饮完。

【功效】补中润燥、理气止痛等。

【主治】胃溃疡、胃气郁滞、胃脘胀痛、嗳气等症。

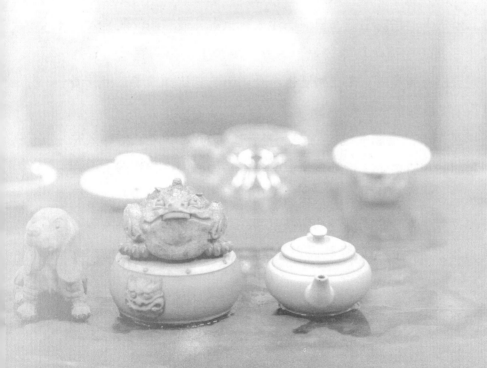

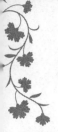
第三节　十二指肠溃疡，蜜糖红茶可祛

在养生话题中，一提到肠胃系统、消化功能这类的事情，总是会听到"十二指肠"这个名字。很多人听到"十二指肠"这个名字都感觉好奇，想知道它名字的由来。顾名思义，所谓"十二指肠"，也就是说它的长度大约像12个手指那样宽，所以得名"十二指肠"。

从身体结构上来说，十二指肠介于胃与空肠之间，其长度大约为20~30cm，属于小肠中最短、管径最大、位置深且最为固定的小肠段。由于十二指肠中既有胃液的注入，也有胰液和胆汁的注入，所以十二指肠的消化功能较强。另外，由于十二指肠直接与胃连接，当胃出现病症时，十二指肠也会受到影响。比如，十二指肠溃疡就是十二指肠常见病症。

那么，十二指肠溃疡究竟是一种什么病症呢，又是由什么原因引起的呢？所谓十二指肠溃疡，是指由多种原因而导致的十二指肠黏膜层、肌层的缺损。十二指肠溃疡的主要病因是遗传基因、胃酸分泌过多、十二指肠黏膜的防御机制减弱、幽门螺杆菌感染等。十二指肠这种病的主要症状表现是上腹部疼痛，可能是钝痛、灼痛、胀痛、或者剧痛，也可能只是在饥饿时表现为隐痛。这种疼痛具有一定的节律性，通常是早餐后1～3个小时时开始疼痛，如果在用药的情况下，需要在午餐后才能得以缓解。进食后2～4个小时又开始疼痛，而且一半以上的十二指肠溃疡患者都伴有午夜疼痛症状，严重者甚至会从睡梦中痛醒。

曾经有一个病人，他说自己患有严重胃病，吃了好多药也不见好转。有一次在工作的时候，他突然感觉肚子疼得厉害，同事赶紧把他送到医院，经过胃镜检查，发现是十二指肠溃疡。经过几天治疗，腹痛症状消失。可出院之后没多久，老毛病又犯了，而且总是反复发作。

后来病人找到了我，看他一副憔悴的模样，我安慰他说："十二指肠溃疡属于慢性病，调理重于治疗。而且咱们老祖宗留下的很多治疗胃病的方子，也可以用来治疗十二指肠溃疡。

在这里我需要跟大家解释一下，十二指肠只属于西医概念，中医理论中并没有十二指肠的说法，而是把"肠"与"胃"概括到一起来谈论的。从中医角度上来说，十二指肠溃疡是由脾胃虚弱所致，所以要想治愈十二指肠溃疡，首先要健脾和胃。在日常饮食上，可以多吃蜂蜜、莲藕、鸡蛋、大枣、香蕉、酸奶、紫菜等健脾养胃的食物。另外，也可以进行茶疗，比如蜂蜜红茶对十二指肠溃疡具有显著的康复治疗功效。蜂蜜红茶的泡制方法相当简单，其具体步骤是：取红茶叶250克、蜂蜜250克、白糖250克；将以上3味茶料放入锅中，加4碗水，煎煮至2碗，去渣取汁，储存到有盖的瓶子中，12天后即可饮用。这款茶方具有温中养胃、护肝驱寒等作用，可治疗胃溃疡、十二指肠溃疡等病。

当然，每一种病的治愈方法都不是唯一的，同样可以治愈十二指肠溃疡的方法也有多种。下面我再推荐几款对十二指肠溃疡具有治疗作用的茶方，大家可以根据自身状况来选择适合自己的茶方饮用。

十二指肠溃疡三杯茶

◇1. 加皮甘陈茶

【原料】五加皮9克，甘草6克，陈皮6克。

【制法】将以上3味茶料洗净、沥干，放入锅中，加水煎煮，去渣取汁。

【用法】代茶饮，每日1剂，分2次温饮。

【功效】健脾和胃、疏肝养血、益精等。

【主治】胃、十二指肠溃疡等症。

◇2. 双白红枣茶

【原料】白头翁15克，白芨9克，红枣5枚。

【制法】将以上3味茶料洗净，放入锅中，加水煎汤，去渣取汁。

【用法】不拘时饮。

【功效】清热解毒、止血止痢等。

【主治】胃溃疡、十二指肠溃疡等症。

◇3. 土木香茶

【原料】土木香6~9克。

【制法】将土木香研末，放入杯中，以适量沸水冲泡。

【用法】温饮。

【功效】健脾、养胃等。

【主治】胃炎、十二指肠溃疡等症。

第四节　胃下垂，别忧，平胃散茶可提

上个月与久未谋面的老朋友见面，在我印象中，她是一个时髦、漂亮、优雅的女子。可几年未见，却发现这位老朋友苍老了很多，不但身材消瘦单薄，而且面容憔悴。聊天之后才得知，原来她患了胃下垂。朋友很不解地问我，我们的胃明明长在某个地方，怎么就会下垂了呢？难道胃也具有"移身大法"？

这个问题提得很有意思。的确如此，我们的胃是会动的。可能很多朋友对胃的特点还不太了解，我们正常人的胃在腹腔的左上方，当人直立时胃的最低点不应超过脐下2横指，而且位置也相对固定。而所谓的胃下垂，是指由于膈肌的悬力不足、支撑内脏器官的韧带松弛、腹内压下降、腹肌松弛等原因，导致一个人在直立时胃大弯低达盆腔，胃小弯弧线的最低点降止髂嵴联线以下，而且通常还会伴有十二指肠球部位置的改变。

如果从中医的角度分析，胃下垂属于虚病，当胃气虚时则松弛，松弛则会导致下垂。当一个人患轻度胃下垂时，大多没有明显症状，而重症患者则经常会伴有隐痛、饱胀感、上腹不适、恶心呕

171

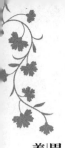

吐、打嗝、厌食、便秘等症状，通常这些症状在餐后长时间站立时会加重，卧床后则可缓解。另外，胃下垂患者还可能会伴有心慌、乏力、站立性晕厥、直立性低血压等症状。

那么，胃下垂是由什么原因导致的呢？凡是会造成膈肌位置下降的因素，如膈肌活力下降、腹肌收缩力减弱，胃膈、胃肝、胃脾、胃结肠韧带过于松弛，都可能导致胃下垂。概括来说，胃下垂的高发人群为：体型干瘦20岁左右的年轻女性，生过几个孩子的中年妇女，多次腹部手术病人；减肥过度或慢性消耗性疾病导致的突然消瘦人群，司机等。

胃下垂属于慢性胃病，需要进行缓慢持续性的调养治疗，比如平时要多吃高脂肪、高蛋白、高热量、高糖类食物，以增强体质；多吃易消化、易吸收的精加工食物、少吃粗糙难消化的食物；少食多餐，避免饮食过饱，这样一来既可以使食物充分消化，又可以持续不断地借助米谷之气来鼓舞中气上行，以达到升陷举托的效果；少吃流质或半流质的食物，否则会加重下垂；忌烟、酒、辛辣食物，不过可适量饮用黄酒，以鼓舞气血上行，但有消化道出血史、肝病患者、酒精过敏者忌饮。

除以上方法之外，平时还可以喝一些具有燥湿运脾，行气和胃健脾养胃功效的养生茶，比如中药茶中的平胃散就比较适合胃下垂患者饮用。我有一位患者刘女士，她性格温和、为人热情，是单位中典型的老好人。可最近一段时间，她却脸色发黄，眼泡水肿，而且伴有多汗、胸闷、乏力、小便浑浊等症状。通过朋友介绍，刘女士找到了我，经过诊断我发现刘女士为脾虚痰湿型体质，于是就给她开了平胃散中药茶方。经过一个月左右的茶方调理，刘女士的脾虚痰湿症状得到了彻底改善。

那么，平胃散究竟是什么药物，又具有哪些养生功效呢？平胃散是由苍术、姜厚朴、陈皮、炙甘草、生姜、大枣6味药组成，其具体配制方法是：准备苍术15克、姜厚朴9克、陈皮9克、炙甘草3～6克、生姜2片、大枣2枚；将前4味茶共同研制成茶末，每次喝时取5克，与生姜、大枣共同煎汤饮用。平胃散具有燥湿运脾、健脾养胃、行气等功效，可治疗胃下垂、胃痛胃胀、恶心呕吐、食欲不振等消化系统病症。

常言道，说到不如做到。同样健康也需要靠实实在在的行动来实现。就算你的手中真有"灵丹妙方"，也需要喝了之后才能治病。为减少胃下垂患者的病痛之苦，我再推荐几款可治疗胃下垂的茶方，供大家选择饮用。

预防胃下垂三杯茶

◇1. 黄芪桂圆茶

【原料】黄芪5克，桂圆肉10克，红糖3克。

【制法】将黄芪、桂圆肉洗净、晒干；将黄芪切片，同桂圆一起放入杯中，以适量沸水冲泡，加适量红糖调味。

【用法】趁热饮服，每日1剂，可回冲3～5次。

【功效】暖胃、健脾益气等。

【主治】脾胃寒型胃下垂。

◇2. 双参益胃茶

【原料】白参3克，南沙参10克。

【制法】将以上2味茶料洗净、晒干、切片，共同放入杯子中，

以适量沸水冲泡，加盖焖置30～40分钟。

【用法】代茶频饮，每日1剂，可回冲3～5次。

【功效】健脾和胃、益气养阴等。

【主治】气阴两虚型胃下垂。

◇ 3. 青陈皮茶

【原料】青皮100克，陈皮100克。

【制法】将青皮、陈皮洗净、晒干，研成粗末；按照每份10克装入茶布袋中，封口，装入瓶子里防潮；每日上午取1袋茶包，以沸水冲泡，加盖焖置10分钟。

【用法】代茶缓慢温饮，每日1剂，可回冲3～5次。

【功效】健脾和胃、益气、消肿等。

【主治】脾胃虚弱、气郁不畅、胃脘痞胀、胃下垂等症。

第五节　胃癌，别愁，无花果茶可防

　　现代人往往是"谈癌色变"，因为癌症就像扎在心里的一根刺，令人又恨又怕。最近几年，癌症之中的胃癌，其发病率与死亡率都急剧升高，而且越来越呈现年轻化趋势。那么，胃癌究竟是由什么原因引起的呢，我们又有什么方法可以预防胃癌呢？

　　一提到"癌症"这两个字，谁听了都怕，尤其是胃癌，常常具有家庭倾向性。也就是说，家庭中有一个人患胃癌，其他家庭成员也具有患胃癌的潜在可能性。我就认识一对60多岁的夫妻患者，先是丈夫查出了胃癌，一年之后，妻子也被诊断为胃癌。

　　听到令人如此震惊的案例，可能有读者朋友会问："吴老师，胃癌如此可怕，那这种病的发病原因是什么呢？"目前为止，胃癌的病因尚不清楚，多数癌症研究者认为，胃癌与多种因素有关，比如地域环境、饮食习惯、癌前病变、遗传基因都有可能导致胃癌发生。不过有数据显示，80%～90%的癌症都是"自找的"，也就是说胃癌发病与一个人的生活习惯有巨大关系。

保养身体不是一朝一夕的事情，但是预防胃癌，却是一朝一夕却都不能松懈的。在古代时，并没有关于癌症的记载，为什么？因为古人生活的环境污染少，山清水秀。比如，古人喝水都是直接从江河里面打上来，现在谁还敢直接饮用河里的水？也正是由于我们生活在严重污染的环境下，所以胃癌的发病率越来越高。

我们常说，病从口入。其实胃癌很多时候是吃出来的病。很多人都喜欢吃重口味、高油脂食物，科学研究证明，油炸、熏烤、腌制的食品中都含有致癌物。比如，一到夏天，路边都挤满了吃烤串的人，这些在炭火上熏烤的食物中含有极高的致癌物质。还有一些人，爱吃生冷、辛辣食物，这类食物会刺激肠胃，增加胃癌的发病率。也有一些老年人，年轻的时候节俭惯了，现在生活水平好了仍然舍不得浪费，总是上顿吃剩下的菜，下顿接着吃。要知道，这种隔夜菜很容易被细菌污染产生亚硝酸盐等致癌物质。

从饮食规律上来说，现代人也不如从前。比如在古代时，人们的生活都讲究时间节律，一天之中，什么时候吃饭，什么时候睡觉，这些都是有严格规定的。而现代人，想吃就吃，很多人热衷于晚上吃夜宵。从人体生物钟上来说，这个时候的胃应该是"打烊"休息了，而你非要让它"加班"工作，这种不良的饮食习惯，很容易造成胃功能混乱。

另外也有一些人，对胃病没有足够的重视。明明知道自己肠胃功能不好，但对胃胀、胃痛等不适症状总是一忍再忍、一拖再拖。大量的胃癌病例告诉大家，胃癌与慢性胃病是息息相关的。比如，慢性萎缩性胃炎、胃溃疡如果没有及时治愈，很有可能会发生癌变，最后转化成胃癌。

那么，我们如何来预防胃癌这种令人"谈之色变"的病魔呢？首先，快乐的心情、健康的心态，这是防癌的特效药。比如，那些爱生闷气、爱发脾气的人，他们患癌症的几率就比性格乐观开朗的人要高出很多。俗话说："人生在世，不顺事十之八九"，所以，学会以积极平和的心态来面对人世间的如意与不如意，这是最好的养生保健方法。

从饮食上来说，要想预防胃癌，平时就要多吃豆类、鱼类、猕猴桃、苦瓜、柚子、大蒜、大葱、卷心菜等食物，不吃腌制、熏烤食物，不喝烈酒。另外，也可以通过茶疗的方法来预防胃癌，比如无花果绿茶就是一款不错的防癌茶饮。这款茶的具体泡制方法是：取无花果2枚、绿茶10克；将以上2味茶料洗净，放入锅中，加水煎汤，15分钟后去渣取汁即可饮用，每日1剂。

无花果不仅是一种水果，而且是一味药用价值广泛的药材。无瓜果气味甘、平，无毒，归肺、脾、大肠经，有健脾开胃、滋阴润肠、排毒等作用，可治疗消化不良、肠炎、便秘等胃肠疾病。另外，无花果还能够清除肠胃中积累的各种有毒物质，具有预防胃癌、肺癌等作用。

俗话说，病来如山倒，病去如抽丝。我们要想保养好肠胃，使自己远离胃癌之症，就要从日常生活的点滴做起。下面我再给大家推荐几款具有健脾养胃、预防胃癌等功效的茶方，这样一来不仅品尝了美茶，也保护了我们的肠胃。

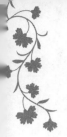

养胃防癌三杯茶

◇1. 健胃防癌茶

【原料】向日葵秆蕊或向日葵托盘30克。

【制法】将以上茶料洗净、沥干，放入锅中，加水煎汤，去渣取汁。

【用法】温饮，可长期服用。

【功效】防癌、抗癌、解毒、消炎等。

【主治】预防胃癌。

◇2. 补气和胃茶

【原料】甘草2克，生姜4克，大枣4克，芍药6克，饴糖20克。

【制法】将前4味茶料放入杯中，加水煎煮；去渣取汁，加入饴糖后再煎煮5分钟，使饴糖完全融化。

【用法】代茶饮，分3次温饮。

【功效】补气、和胃等。

【主治】预防胃癌。

◇3. 薏苡仁抗癌茶

【原料】薏苡仁60克，红枣30克，绿茶3克。

【制法】将薏苡仁、红枣洗净，加水煮粥；将绿茶用沸水冲泡，浸泡5分钟；将绿茶兑入粥中，搅拌均匀。

【用法】分3次温饮，每日1剂。

【功效】健脾利湿、解毒化浊等。

【主治】预防胃癌、肠癌、膀胱癌等。

第三章　脾胃康，三杯茶赠你健康舒适

第一节　食欲不振——陈皮酸梅茶

　　我认识的一个朋友，在外资企业就职。每次见面，她唠叨最多的就是"没胃口"。平时老感觉嘴干，没事就抱着水杯喝个不停。每顿饭稍吃一点儿就感觉饱了，甚至不吃饭也感觉不到饿。偶尔遇到对口味的饭菜，可能会稍微多吃几口，但这样一来下顿就又吃不进去了。我一看她这状况，十有八九是食欲不振引起的。

　　说到食欲不振这个问题，我首先要给大家聊一聊食物的必经入口——嘴。关于嘴这个器官，中医上有种说法叫"口中和"，也就是说一个正常人的嘴应该是不干不燥、食而知味的。反之，如果一个人总感觉口干舌燥，吃什么饭菜都品尝不出饭香味儿，甚至不思饮食，则说明这个人患上了食欲不振，就像张老师刚才提到的同

学，就是犯了这种毛病。

在我们身边，几乎每个人都有过食欲不振的体验。在大多数人看来，食欲不振只是胃口不好少吃几口饭而已，对身体并不会有什么大碍，因此总是不把这种病放在心上。然而，从健康养生的角度来说，如果食欲不振长时间不被治疗，往往会诱发病毒性肝炎、肝硬化、胃溃疡、急性胃炎、胃癌、肝癌等病症。

那么，究竟是什么原因会引起食欲不振呢？据健康专家研究发现，导致食欲不振的原因有多种，比如紧张、疲劳、运动量少、慢性胃炎等都有可能诱发食欲不振。而从中医的角度来说，如果一个人总是没胃口，则说明这个人脾胃出了问题，比如明代医家皇甫中在《明医指掌》中说："脾不和，则食不化；胃不和，则不思食。"通俗来说，脾胃不和往往是造成一个人食欲不振的最大原因，想要增强食欲，首先要从健脾和胃入手，平时我们可以从下面两个方面来调理脾胃功能。

1. 去湿浊通脾胃。在中医五行中，脾胃属土，而水湿反克土，两者有制约关系，也就是说当一个人体内湿浊过大时，将会影响脾胃的运化功能，导致食物长期积滞在肠胃中难以消化。这时，就需要化掉体内的湿浊之气，以增进脾胃的运化能力。比如，平时可以多吃大麦、薏米、赤小豆等去湿化浊类食物，在炒菜时候也可以放些姜片或者辣椒。另外，还要避免吃西瓜、鸭肉、螃蟹等阴寒类食物。

2. 健脾胃补气虚。如果一个人的脾胃运化功能天生就比较弱，这就需要健脾胃补中气了。比如，平时可以多喝猪肚白术汤、鲫鱼汤等。另外，也可以多吃牛肉、山药、山楂、红薯、大枣等具有健脾和胃功效的食物。

当聊到这里，可能有读者朋友会问："吴老师，你说了这么多种可以改善胃口的食物，我们可记不住呀！有没有一种简便可行的方子，可以让我们每天按着步骤来食用呢？"我这里还真有一种增强食欲的茶方——陈皮酸梅茶。

在所有健脾和胃的食物中，吊胃口的绝品莫过于乌梅，当胃口欠佳时，来一杯以乌梅为原料的酸梅汤，瞬间便可以唤醒你的味蕾。如果在茶汤内再加入适量陈皮，制成陈皮酸梅汤，那将会起到去湿、化痰、开胃、醒脾四合一的养生功效。

说起酸梅汤，大家并不陌生，据说这款茶品是乾隆帝命令御茶房研制的。那么，为什么乾隆帝要御茶坊研制这款茶品呢？这就要从满洲人的生活方式聊起了。

在入关之前，满洲人以狩猎、捕鱼为生，饮食总是以熊掌、鹿肉、鱼类等肉食为主。为化解嘴内的油腻感，在大鱼大肉之后，满洲人总会喝一杯叫作酸汤子的饮品。这种酸汤是由玉米面发酵做成的，糖分很高。满洲人在关外生活时，每天总是马上马下的运动，吃肉喝酸汤子并没有什么问题。但是在入关之后，满洲人少了纵马飞驰，但吃的依然是熊掌、鹿肉等高热量的食物，饭后依然是一杯高糖的酸汤子。时间一长，体内消耗不了的能量就会变成脂肪贮存起来。如此一来，满洲人个个都肚大腰圆起来。乾隆看原来的八旗勇士都成了八旗胖子，而且体虚面黄，于是命令御茶坊调制一种口感酸甜又能够消脂除痰的茶饮。

御茶坊的茶师们费尽心思，总算调制出了一款美味又消食的酸梅汤。酸梅汤初一问世，就备受各界人士的喜爱，从宫廷到民间，

人人以喝到一杯酸梅汤为幸事。当然，乾隆帝也非常喜欢酸梅汤，每顿饭菜之后，总会来上一杯。见到过乾隆画像的人都知道，这位大清帝王虽身体清瘦，但精神抖擞，呈现出一副炯炯有神模样。乾隆帝之所以如此身轻体健，其中定少不了酸梅汤这款健脾茶品的功劳吧。

那么，这款备受乾隆帝喜爱的酸梅汤究竟是如何制作的呢？清代最早的酸梅汤，其主要原料是乌梅，具有生津止渴、涩肠止泻、敛肺止咳、安蛔等功效。而我们现在饮用的酸梅汤，除乌梅之外，还增加了陈皮成分，也就是我们每个人都熟悉的橘子皮。中医认为，陈皮性温味辛、苦，入脾、胃、肺经，具有行气健脾、化痰燥湿、调中、降逆止吐等功效。所以，用乌梅与陈皮一起熬制出来的陈皮酸梅汤具有健脾和胃、促进食欲等功效。

除熬制乌梅陈皮汤外，大家还可以用乌梅、陈皮泡茶喝。其具体方法是：准备陈皮5克、乌梅（剪开）3枚、普洱茶10克；先以普洱茶叶沏茶，然后将乌梅、陈皮放入壶中，加盖焖置5～7分钟即可饮用。

不过我提醒大家一点，陈皮酸梅汤虽健脾和胃效果甚佳，但胃酸过多者却要慎喝，切不可因为贪杯而导致肠胃不舒服。除酸梅汤之外，还有一些具有健脾和胃、消食功效的茶品，为方便大家饮用，我再推荐几款消食健胃茶，以供大家选择饮用。

健脾消食三杯茶

◇1. 山楂乌梅茶

【原料】山楂30克，乌梅15克。

【制法】将山楂、乌梅洗净，放入杯中；以适量沸水冲泡，加少量冰糖调味。

【用法】代茶饮服。

【功效】健脾开胃、消食化积、生津止渴等。

【主治】食欲不振、胃腹胀满等症。

◇2. 三鲜消食茶

【原料】山楂12克，炒麦芽15克，六神曲12克。

【制法】将以上3味茶料洗净，加水煎汤，去渣取汁。

【用法】代茶饮服。

【功效】化积行滞、开胃消食等。

【主治】消化不良、脘腹胀满、不思饮食等症。

◇3. 调胃茶

【原料】陈皮3克，厚朴3克，制半夏3克，生甘草3克，藿香3克，生姜2克，红枣3枚。

【制法】将陈皮、厚朴、制半夏、生甘草、藿香共同研成粗末；将备好的茶末放入杯中，然后加入生姜、红枣，以适量沸水冲泡，加盖焖置15分钟。

【用法】代茶饮，每日1剂，当日饮完。

【功效】行气、健脾开胃、助消化等功效。

【主治】消化不良、食欲不振等症。

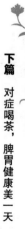

下篇　对症喝茶，脾胃健康美一天

第二节　便秘难解——蜂蜜枸杞茶

说起便秘，这让我想起市场上各种各样的清肠茶、便秘药。有段时间，甚至天天都能听到"快点给肠子洗洗澡"之类的广告。周围患有便秘的朋友总喜欢喝各种清肠茶，起初可能还有一点效果，可时间一长，便秘症状不但没有缓解，反而越来越严重了！为什么市面上的清肠茶会使便秘症状越来越重呢？

说起便秘，每个人都不会感觉陌生，因为十有八九的人都曾经患过便秘。很多便秘的人都钟爱清肠茶或便秘药物，觉得这种方法减肥、清肠两不误。

可能大家却不知道，清肠茶中含有大黄、番泻叶、蓖麻油、酚酞等成分，这些物质虽然对便秘症状具有一定的缓解作用，但长时间服用则会出现药物依赖，不仅无法治好便秘，而且还会导致结肠功能紊乱。时间一长，这些药物的效果不仅越来越小，而且便秘症状还会越来越重。如果便秘者本身并没有热邪，而是湿邪、寒邪严重，这类便秘患者若饮用清肠茶更是适得其反，甚至会使身体内积累大量湿寒，最终导致各种疾病发生。

从中医病理上来说，便秘的病症虽然表现在肠道上，但病症的根源并不在肠道，而是在脾胃上。通常来说，当一个人脾胃出现了问题，不是表现为便秘就是腹泻，除此之外还容易出现胃胀、口疮等病症。关于脾的功能作用，《黄帝内经》中说"脾主身之肌肉"，通过这句话可以知道，我们全身肌肉的营养都是靠脾的运化水谷精微而获得的。当然，这里所谓的"肌肉"也包括胃肠道的肌肉。假如一个人脾虚，胃肠道肌肉无力，就很难推出粪便，导致粪便长时间存留在肠道中，最终引起便秘。

虽同为便秘，但每个人便秘的症状和发病原因也有所不同。从发病原因上来说，脾胃虚寒、脾虚胃热、肾虚、肺热都有可能诱发便秘。

1. 脾胃虚寒便秘。脾虚胃寒的人，大便一般并不干燥，而且常常伴有疲乏无力、腰膝酸软、精神不振、失眠健忘、食欲不振等症状。对于这类便秘患者来说，平时可以多吃性温健脾胃的食物，如全麦制品、红薯、香蕉、芹菜、玉米面等，以帮助脾胃恢复元气。

2. 脾虚胃热便秘。脾虚胃热的人，其大便最典型的特点是干燥但不成形。对于这类便秘者来说，可以多吃豆腐、绿豆、绿豆芽、冬瓜、白菜、芹菜等具有清胃火、泻肠热等功效的食物。

3. 肾虚便秘。也有一些便秘者，具有大便软、小便不利等特点，这通常是一个人肾虚的表现。可能有人会说，为什么肾虚也会导致便秘呢？从中医的角度来说，肾主水，主二便，肾虚往往会阻碍津液运行，导致水汽不能润泽肠胃，最终造成大便干结、小便不利。对于肾虚便秘患者来说，可以多吃黑芝麻、粳米粥等，因为这

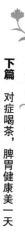

类食物既有助于保护肝肾，又可以治疗便秘。

4. 肺热便秘。还有一些便秘者，其大便干燥，形状如羊粪，而且还伴有干咳、口苦等症状，这正是肺热便秘的典型性表现。中医认为，"肺与大肠相表里"，所以对于肺热引起的便秘，可以用当归、杏仁加入猪肺煲汤喝，因为当归具有养血利脾功效，猪肺、杏仁具有补肺功效，饮用此汤可起到利脾补肺的双重作用。

总之，不管是哪一类型的便秘，滋润肠道都是必不可少的。那么，什么食物具有滋润肠道的作用呢？在滋润肠道上，我首先推荐的是蜂蜜枸杞茶，因为这一茶方可以从根源上润肠补水。中医认为，蜂蜜味甘性平，归肺、脾、大肠经，在补水润肠通便的同时，还能补益脾胃。另外，想要使胃肠道滋润不干燥，还需要补肾生水，而茶方中的枸杞刚好具有显著的补肾作用。

据古籍记载，早在东汉之时，医圣张仲景就已经开始用蜂蜜来治疗便秘了。张仲景是东汉时期的医学名家，在年轻时从师名医张伯祖。某日，诊所里来了一位发热病人，病人不仅长时间高热不退，而且还伴有唇干口燥、大便干结等病症。张伯祖把脉诊断后，认为病人热伤津液，患了体虚型便秘。要想治好此病，就需要以泻药通便，但令张伯祖犯难的是，此人久病体虚，根本受不了泻药的刺激。正在师傅张伯祖一筹莫展时，张仲景向师傅提出了一种药方，张伯祖认为此方可行，便让张仲景按照方子配药、治疗。

在师傅允许后，张仲景取了一勺蜂蜜放入铜碗里，然后把铜碗放在小火上煎熬，并不断搅动，直到将蜂蜜熬成黏稠的一团；待蜂蜜冷却后，张仲景将蜂蜜捏成一头尖尖的细条状，然后将蜂蜜的尖头慢慢塞入病人的肛门。没过多久，病人就拉出了大便。由于体内的热邪随粪便排出，病情也好了大半，几天之后病人便康复了。

在以后的从医生涯中，张仲景不断总结各种治病经验，在其所著的《伤寒杂病论》一书中，他将这种以蜂蜜治疗便秘的方法称之为"蜜煎导方"。当然，我们平时用蜂蜜治疗便秘，很少采用张仲景的"蜜煎导方"，而是以口服的方式来治疗便秘。

在遇到便秘患者时，我推荐最多的方法就是蜂蜜枸杞茶，这款茶的泡制方法相当简单，首先将一勺枸杞子放入杯中，然后以适量开水冲泡，待水变温（40℃）后加入适量蜂蜜，调拌均匀即可饮用，这款茶尤其适合体虚便秘患者饮用。另外，《本草纲目》中说，枸杞子不仅能够补益肾脏，而且还具有明目、祛疲劳、养颜、益寿等功效，所以枸杞蜂蜜茶也适合老人、女人长期饮用。

不过需要提醒大家，高温环境容易导致蜂蜜中的营养成分消失，所以要在水温降到40℃时放入蜂蜜。另外，枸杞子属温性补药，适合体虚者食用，年轻气盛、精力旺盛者不宜过多食用。

除蜂蜜枸杞茶之外，另有一些茶方同样具有良好的润肠通便功效，我现在给大家提供几款最常用的通便茶方，以供各位朋友选择饮服。

润肠通便三杯茶

◇1. 三子通便茶

【原料】紫苏子15克，莱菔子20克，牵牛子10克。

【制法】将以上3味茶料洗净，放入带盖的茶杯中，以适量沸水冲泡。

【用法】代茶饮，每日1剂，可回冲3～5次，当日饮完。

【功效】行气消积、润肠通便等。

【主治】气滞型便秘。

◇ 2. 玄参麦地茶

【原料】玄参15克，麦冬15克，生地20克，蜂蜜50克。

【制法】将前3味茶料洗净，加水煎汤，去渣取汁，调入适量蜂蜜。

【用法】代茶饮，每日2次。

【功效】润肠除燥、滋阴通便等。

【主治】大便干结、口干口渴、手心赤热、心烦失眠、小便黄赤等症。

◇ 3. 二仁通幽茶

【原料】核桃仁10粒，郁李仁15克，当归片6克，小茴香1克，藏红花1.5克。

【制法】将以上5味茶料洗净，放入锅中，加水煎煮30分钟，去渣取汁。

【用法】代茶饮，每日1剂，当日饮完。

【功效】行气活血、润肠通便等。

【主治】阴虚型习惯性便秘、血瘀型习惯型便秘等症。

第三节　精神不振——茉莉红茶

最近有个正在看《红楼梦》的朋友，看着看着，发现了一个问题。林黛玉和姐妹同住在大观园中，饮食上也相差无几，但其他人的身体都健健康康，唯独多愁善感的林黛玉胃口不佳。每天吃不香喝不下，好端端的一个姑娘，还没活到二十岁，就悄然离世了。难道一个人的情志会决定他的健康状况和寿命长短？

这个问题问的很好。的确，林黛玉和其他姐妹们衣食住行上并没有太大的区别。仔细分析，其实林黛玉与其他姑娘的最大区别就在情志上。比如，其他姑娘们一日三餐后不是读书练字，就是玩笑嬉戏，每天过得好不快活。再看看林黛玉，不是顾影自怜，就是为一点儿小事流泪不止。时间一久，这些忧伤情绪便会伤及身体，甚至会影响一个人的寿命长短。

世界卫生组织对世界五大长寿区域进行调查，其调查结果发现，那些能够活到百岁以上的老人，大都性格开朗、性情温和。再比如，很多出家的僧人，他们往往也比我们普通人更长寿，其主要

下篇　对症喝茶，脾胃健康美一天

原因在于僧人的心中毫无牵挂，自然他们的身体状况良好，寿命也会相应地延长。

中医认为，情志伤脾胃，而且一个人的心情与人体脏器之间是相互影响的。对于情绪与脾胃之间的关系，《黄帝内经》中说："脾在志为思。"另外，香港中文大学医学院研究发现，一个人的情绪变化会影响脾胃功能；反过来，脾胃功能不好的人，其患抑郁症的概率会比一般人高出3.1～4.4倍，所以胃又被称为情绪变化的"晴雨表"。

说起情绪与脾胃之间的关系，我先与大家分享一个有趣的故事。据说，宋代时有一个文学家叫秦官，有一次，秦官患了胃病，而且精神不振，情绪抑郁。朋友听说秦官患病后，便拿着王维的画来探望，并对秦官说："你每天看这幅画，胃病肯定会好起来的！"秦官虽然对朋友的说法充满怀疑，但这幅画山清水秀，画中的题词也诗情画意，好像身临其境，于是秦官每天忍不住多看几眼。就这样过了几天，秦官的心情越来越好，胃病也不知不觉中治愈了。

通过上面的故事，我们可以发现，情绪对脾胃功能具有重要影响，一个人要想养好脾胃，首先要愉悦情绪。而从另一个角度来说，一个人要想改变精神不振、内心抑郁等不良情绪，就需要从健脾益胃开始。那么，到底有什么能够健脾和胃的好方法呢？其实，饮食调理是改善脾胃功能最有效的方法，比如平时可以多吃粳米、薏米、山药、红枣、胡萝卜、马铃薯、香菇等健脾和胃的食物。另外，茉莉红茶也是一种解忧、安脾胃的好方子。

• 茉莉红茶——一香在手，解忧、安脾胃

据历史记载，慈禧太后非常钟爱茉莉花。《清宫禁二年记》一书中也提到，慈禧喜欢把茉莉鲜花簪在头上。尤其是白茉莉，她也经常用茉莉泡茶喝。

在慈禧太后名人效应的影响下，以茉莉花泡茶成为皇宫贵族们的时尚追求。后来，茉莉花茶流传到民间，深得文人喜爱。茉莉与"没利"同音，被看作是玉骨冰肌、淡泊名利的象征，尤其是白茉莉，不仅颜色洁白雅致，而且气味芬芳醉人，很符合清高文人们的气节。比如，老舍、梁实秋、冰心等文学家都很喜欢饮用茉莉花茶。

事实上，文人们之所以钟爱茉莉，不仅因为茉莉风骨高洁，更重要的原因是，茉莉花具有解忧、安脾胃等功效，很适合文人饮用。我们知道，文人多思，尤其在创作过程中，更容易精神疲倦，导致脾胃不得休养。而具有"天香"之称的茉莉花，不仅芳香醉人，而且还有理气安神、消除郁闷，减轻头痛等作用。

那么，茉莉花茶究竟是如何制作、冲泡的呢？生活中品饮最多的茉莉茶属茉莉红茶，这款茶是由红茶和茉莉花相结合窨制而成，具有滋养脾胃的功效。对于没有显著病症，只需要养生保健的人来说，茉莉红茶的泡制方法相当简单，你可以取一小撮茉莉红茶放进杯中，然后以适量沸水冲泡5分钟，饭后半个小时饮用，并做到少量频饮。

而对于身体不适需要调理改善的人群来说，则可以根据自身的身体状况进行适当的配伍饮用。比如，心慌、心累者，可以在茉莉

下篇 对症喝茶，脾胃健康美一天

191

红茶中加入一点儿干桂圆肉；怕寒、脸色苍白者，可以在茉莉红茶加入红枣，以达到温阳、补中的作用；而在夏季饮用茉莉红茶时，则可以放入少许莲子心，以达到清暑除烦、祛热解毒的效果。如果小孩饮用此茶，还可以少生痱子。

茉莉红茶虽好，不过也有不适合饮用的人群，比如，便秘、失眠、神经衰弱、缺钙的人不宜饮茉莉红茶。为满足不同人群的需求，我再推荐几款同样具有提神醒脑功效的茶方，以方便大家饮用。

◇1. 党参何首乌茶

【原料】党参30克，制何首乌30克，蜂蜜30克。

【制法】将前2味茶料洗净、切片，放入锅中加水煎汤；煎40分钟后去渣取汁，再加水煎煮一次；将2次的药汁合并过滤；晾温后调入蜂蜜搅拌均匀。

【用法】代茶饮，每日1次，当日饮完。

【功效】补气养血、健脾和胃、健脑益智等。

【主治】老年痴呆、精神不佳、心悸怔忡、健忘失眠、寡言少语、神疲乏力、舌质白等症。

◇2. 莲肉莲心茶

【原料】莲肉15克，莲心2克。

【制法】将以上2味茶料共同研成细末，放入杯中，以适量沸水冲泡。

【用法】代茶饮，每日1剂，可回冲3～5次，当日饮完。

【功效】补脾、清心安神等。

【主治】记忆力减退、神倦乏力、失眠多梦等症。

◇**3. 苍术甘草茶**

【原料】炒苍术4克，生甘草2克，大枣5克。

【制法】将以上3味茶料洗净、沥干；将炒苍术、甘草同研成粗末，将大枣去核，共同装入纱布袋中，扎紧口；将茶袋放入杯中，以适量沸水冲泡，加盖浸泡25～30分钟。

【用法】代茶温饮。

【功效】健脾燥湿、解郁、辟秽、和中缓急等。

【主治】胃腹胀满、不思饮食、倦怠无力、嗜睡、眼睛疲劳、头昏沉等症。

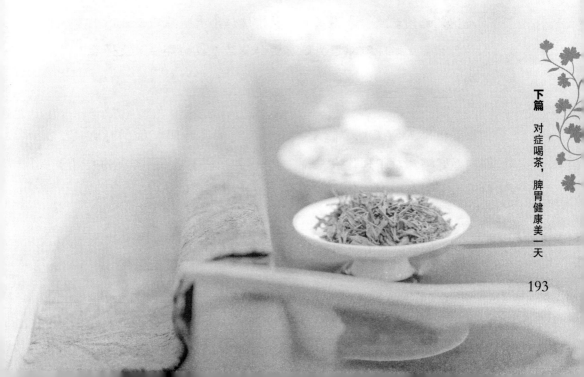

下篇　对症喝茶，脾胃健康美一天

第四节　失眠多梦——茯苓酸枣仁茶

　　说起失眠，这让我想起一个数绵羊的经典笑话来。话说有一对经营牧场的夫妻，丈夫由于过度操劳，患上了失眠症，常常是一整夜都睡不着。妻子告诉丈夫，睡不着的时候，可以躺在床上数绵羊。第二天，妻子问丈夫昨晚睡的如何？丈夫失落地说："又是一夜没有合眼！按照你的安排，我数完了1万只羊。然后剪了羊毛，梳刷妥当后又织成了布，缝制成衣服。最后把衣服运往美国，将这些衣服卖掉后，我一晚上净赚了321万元！"说到这里，我不仅开始同情这位患失眠症的丈夫了。人为什么会失眠呢？难道失眠真的如笑话中说的那样，没得治了吗？

　　我们每个人每天都要睡觉，但是你真的会睡吗？你的睡眠质量真的很好吗？对于现代人来说，睡眠可是一门技术活，有的人可能每天晚上靠喝牛奶、数绵羊入睡，也有的人是靠喝红酒、安眠药助睡。如果一个人没有掌握好入睡技术，第二天就会顶着两个黑眼圈，见到人就会被同情地问道："你昨晚又失眠了？"

据世界卫生组织公布，全球将近有1/4的人被失眠症困扰，大约有8.8亿人每年都会出现睡眠障碍。而在中国，失眠者的人数已达到0.95亿人。那么，究竟是什么原因导致我们失眠的呢？其实，引起失眠的原因有多种，比如，当一个人失恋、心理压力大、焦虑、抑郁、兴奋、精神紧张时都会失眠。如果一个人失眠，但又不是受以上客观因素或心理因素影响，那就要从脾胃上找原因了。

中医认为，人体的精神意识和活动是以五脏精气为物质基础的，当一个人的精神状态异常时，则说明与之对应的脏腑功能出现了问题。关于精神意识与脏腑之间的关系，《黄帝内经》中具有"五脏所藏"之说，其具体内容是"心藏神，肺藏魄，肝藏魂，脾藏意，肾藏志。"另外，《黄帝内经》中还有"胃不和则卧不安"的说法，这句话告诉我们，当一个人有胃病或胃肠不适时，则会出现入睡困难现象。所以，要想改善失眠症状，首先要从调理脾胃开始。

比如，很多失眠者常表现有多梦、觉浅等症状。这类人所做的梦多是连续不断而且琐碎的，就像生活中发生的日常琐事，这种睡眠状况通常是由脾"意"和肝"魂"不藏所造成的。如果一个人脾胃功能稍弱，第二天醒来时会感觉自己做梦了，但又记不清自己梦到了什么；但是，如果一个人对梦中的情景记得很清晰，则说明这个人的脾胃病症已经到了很严重的程度。

既然脾胃对我们的睡眠质量影响如此之大，我们应该如何来调理脾胃虚弱之症呢？要想改善脾胃功能，首先要控制饮食，尽量不吃或少吃豆荚、洋葱、鱼、肉等难以消化或产生胀气的食物。另外要减少晚饭的数量，且不要在睡觉前进食。平时可以多吃小米粥、莲子桂圆粥、姜丝粥等调理脾胃的食物。

如果大家认真观察将会发现，失眠者大都脾气暴躁、情绪不佳，好不容易入睡，还总是做一些稀奇古怪的梦。这是因为，长时间失眠会伤害到我们的肝脏，最终导致一个人情绪不稳、脾气暴躁。中医称这种现象为"神游物外，魂不附体"，这便是由肝"魂"不藏所致。当失眠者出现这种症状时，首先要做的事情就是养肝，比如平时少喝酒，多喝冰糖百合汤、桑葚水等具有养血安神、促进睡眠的茶饮。

• 失眠多梦——茯苓酸枣好睡眠

在上面的文字中，我一再向大家强调，无论是脾胃不和还是肝脏不好，都会导致失眠，而且肝脏和脾胃之间的病症还会相互影响，从而加重失眠。所以，要想治好失眠，我们就要对脾胃和肝脏进行双重保护。那么，有什么方法既可以保护肝脏，又可以健脾和胃呢？在这里，我首先向大家推荐茯苓。

中医认为，茯苓性平味甘、淡，具有利水渗湿、健脾补中、宁心安神等作用。《神农本草经》一书在讲到茯苓时也说："久服安魂养神，不饥延年。"说起茯苓治疗失眠的功效，我在这里要给大家讲一则关于慈禧太后的故事。

八国联军战争结束后，慈禧太后从陕西返回北京，当时的慈禧年纪已大，身体状况也大不如以前，一些心慌、心跳、失眠多梦、烦乱不安、浑身乏力等症状也都出来了。这一日不如一日的身体，让慈禧精神憔悴、疲惫不已，宫中太医尽力调养，但是仍旧不见好转。

一日，有人进言，说香山法海寺的一位方丈擅长治病，慈禧便命人安排方丈进宫。老方丈觐见，略看太后面色，便从随身的囊中取出十几个圆饼，告诉慈禧每天早晨吃三个，一周后看效果如何。另外方丈向慈禧强调，吃完饼子后两个时辰内避免吃醋。

慈禧按老方丈的话吃了三天饼子，很快就感到全身轻松，失眠的毛病也大有改善。慈禧认为方丈的饼子中定有玄机，于是微服私访去了香山法海寺。

刚进寺门，一股香味便扑面而来。闻香而走，慈禧很快就见到了正在厨房烙饼的老方丈。双方见面落座后，老方丈告诉慈禧，这些饼子是用茯苓制成的。

后来，慈禧按照老方丈告诉的剂量坚持食用茯苓。几个月后，身体各方面都有了很大的改善，不仅失眠、焦躁等症状消失了，眼角的皱纹也浅了不少。从此以后，茯苓便成了慈禧经常食用的养生之物。

听到这个故事，可能有朋友会说："吴教授，做茯苓饼太复杂了，我们都不会做呀，有没有比较简单的方子来治疗失眠呢？"简单的方法我这里也有一个，那就是每天用茯苓泡茶喝，其具体泡制方法是，每次泡茶时取茯苓10克放入水杯，然后以适量沸水冲泡饮用，需要注意的是，在饮用茯苓茶后两个时辰不要吃醋。

如果失眠症状比较严重，还可以在茯苓茶中加入酸枣仁，这种茯苓酸枣茶专门用来对付顽固性失眠。那么，这款茯苓酸枣茶是如何泡制的呢？我在这里也给大家分享一下。其具体方法是：取酸枣仁20克、茯苓6克，将茯苓、酸枣仁放入杯中，以适量沸水冲泡饮用。这款茶饮不仅可以治疗失眠，而且对健忘、头晕耳鸣等病症具有显著疗效。

不过，值得注意的是，茯苓虽好，但肾虚多尿、虚寒滑精、气

197

虚下陷、津伤口干等病人不宜食用。为方便大家饮用，我再推荐几款同样具有安神助眠功效的茶方，以供大家选择饮用。

安神助眠三杯茶

◇1. 茉莉菖蒲茶

【原料】茉莉花5克，石菖蒲10克。

【制法】将茉莉花、石菖蒲研成细末，放入杯中，以适量沸水冲泡，加盖焖置10分钟。

【用法】代茶饮，每日1剂，当日饮完。

【功效】舒肝解郁、通窍安神等。

【主治】肝气郁结型失眠、健忘、耳鸣等症。

◇2. 合欢花药茶

【原料】合欢花9～15克。

【制法】将合欢花洗净，放入杯中，以适量沸水冲泡。

【用法】代茶饮服。

【功效】疏肝解郁、宁心安神等。

【主治】失眠健忘、忧郁不解、胸胁胀满等症。

◇3. 双花茶

【原料】绿梅花3克，玫瑰花3克，柏子仁5克。

【制法】将以上3味茶料洗净，放入杯中，以适量沸水冲泡，加盖焖置10分钟。

【用法】温饮，可续水回冲3～5次。

【功效】疏肝解郁、清心安神、活血等。

【主治】肝气郁结型失眠。

第五节　夜间流涎——大枣茶

对于大多数人来说，能够美美地睡上一觉，可谓人生最为幸福的事儿。但是，如果一个人打个盹儿的功夫，口水就把好端端的衬衫画画了，嘴角还弥漫着难闻的口水味，这对于睡觉的人来说，美梦恐怕也变成了噩梦！

说起睡觉流口水之事，很多人都有过类似的尴尬经历。不过，却很少有人知道，口水在中医上还有一个很雅致好听的名字，即"金津玉液"，西医又称之为"唾液"。

通常情况下，人的唾液为无色、透明、有泡沫、稍混浊的液体。正常人每天分泌唾液的数量为1000～1500毫升，在没有任何食物刺激的情况下，每分钟分泌的唾液量为0.5毫升。就算一个人处在睡眠状态，仍会有少量唾液在不停地分泌，以起到润滑口腔黏膜、保护牙齿等作用。

那么，什么情况会导致一个人流口水呢？我们知道，当宝宝刚出生时会流口水，这是由乳牙萌出所致；当一个饥饿的人闻到饭香味时，也会垂涎三尺，这属于正常的生理反应；如果一个人趴着

睡，嘴巴张开，唾液也会顺流而下，此时只需要平躺而睡就可以了。另外，当一个人患了牙周炎、口腔溃疡，睡觉时也会流口水，因为炎症会导致唾液分泌量增加，平时只需要勤漱口，按时刷牙就可以了。

不过，生活中还有一些人，他的身体并没有其他明显病症，只是单纯的流口水，这就要考虑，是不是脾胃出了问题？关于口水与脾胃的关系，《黄帝内经》说："五脏化液，脾为涎。"口为脾窍，涎出于口，涎为脾之液。中医认为，脾具有运化食物、布散水液、统摄血液等作用。当一个人脾胃正常脾气充足时，口水可以帮助我们吞咽食物，但不会任意流出来。而当脾胃虚弱不能"固摄"口水时，口水的分泌量就会增多，在睡觉时口水会不由自主地流到口外。就像张老师刚才说的那样，有的人每次睡觉，口水总会不请自来。

那么，如何来对付脾虚流涎之症呢？我们常说，病从口入，同样对于脾胃虚的人来说，只有管好了嘴，才能止住"水"。中医认为，"甘入脾"，如果一个人平时多吃蜂蜜、糯米、大枣、山药、甘蔗、葡萄等甜味食物，将会起到补气养血、健脾和胃等功效。比如，很多孩子在幼儿期时都喜欢吃甜食，这跟幼儿肠道功能不完善有一定的关系。不过，我在这里要提醒大家，并不是所有"甘"味食物都具有补益脾胃的功效，比如梨、西瓜这些甜味食物，不但不能健脾和胃，而且还会伤害脾胃。

• 夜间流涎——大枣茶

我们前面也说了，睡觉流涎关键问题就在于脾虚。而中医又说，"脾为后天之本，气血生化之源。"我们要想调理脾虚之症，就需要保证机体气血充沛。那么，什么食物能够补益气血呢？其实，补气血、健脾胃功效最好的食物莫过于红枣了。关于红枣的药用价值，《本草纲目》中说："枣味甘、性温，和阴阳，调营卫，生津液，通九窍，健脾胃，益肝肺，助经脉，补血安神。"另外，红枣更为可贵的特点是，健脾而不燥、滋胃阴而不湿、润肺而不犯寒、养血而不滋腻，所以大枣是补气血、健脾和胃的最佳选择。

我认识一位老中医陆大夫，他老人家已经90多岁了，依然每天在门诊中把脉治病。陆大夫的妻子96岁，但仍旧耳聪目明、身体硬朗。跟陆大夫聊起养生之道，他说自己的长寿归功于红枣，而且在以枣养生的过程中，他还独创了"三蒸大枣"健脾养生法。其具体做法是：

1. 选料：选择肉厚、质实、沉重、色泽鲜艳的红枣；

2. 洗枣：将准备好的大枣洗净，但不要浸泡，以避免营养物质的流失；

3. 蒸枣：将红枣蒸三次后食用。

（1）一蒸：用中强火蒸20分钟，蒸后将枣子放在阴凉处3～4小时。

（2）二蒸：再蒸20分钟。

（3）三蒸：当水煮沸后，再用小火蒸一次。

4. 吃法：每次吃时再次蒸熟，剥去硬皮、内核，然后食用

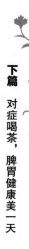

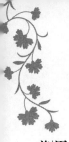

枣肉。

与直接食用大枣来比，蒸枣更适合脾虚的人食用。其原因在于，红枣的营养大多在果肉中，但大枣果皮坚硬而且不易消化，吃多了会导致胃痛。而如果将红枣蒸熟后剥皮吃，既避免了果皮对胃的伤害，又保证了果肉中营养价值的充分吸收。

对于脾虚流涎者来说，如果能够将红枣、竹叶、陈皮放在一起煮茶喝，不仅能够起到健脾和胃、补益气血的功效，而且可有效治愈夜间流涎症。其具体方法是：取大枣5克、竹叶7克、陈皮5克；将以上3味茶料放入锅中，加水煎煮2次；每天上午、下午分两次服用。一般连续服用3~5天，流涎症状将会有明显改善。

不过值得注意的是，大枣虽好，但并非人人可食。比如，体内湿痰重、积滞，牙齿有问题、虫病、糖尿病等人群就要少吃、慎吃大枣。说到这里，那些不适合吃大枣的人可能会抱怨："吴老师，你说了这么多不等于白说吗？就算大枣再好，我也不能吃呀！难道除了大枣茶，就没有其他方法可治流口水的病了吗？"当然不是了，为给更多"夜间流涎"患者带来福音，我另外向大家推荐几款可治夜间流涎的茶方，以方便大家更好地选择饮用。

夜间流涎三杯茶

◇1. 姜糖神曲茶

【原料】生姜2片，神曲半块，红糖适量。

【制法】将以上3味茶料放入锅中，加水煎汤，去渣取汁。

【用法】温饮，每日2~3次。

【功效】健脾和胃、温中、止涎等。

【主治】小儿夜间流涎。

◇2. 白术糖茶

【原料】生白术30~60克，绵白糖50~100克。

【制法】将白术洗净、晒干，研成细粉，过筛；把白术粉与绵白糖混合，加适量开水，调成糊状；放入碗中，隔水蒸熟。

【用法】温热嚼服，每日服用10~15克，分2~3次服完。

【功效】健脾、益胃、摄涎等。

【主治】小儿夜涎。

◇3. 益智粥

【原料】益智仁30~50克，白茯苓30~50克，大米30~50克。

【制法】将益智仁、白茯苓烘干，共同研成细末；将大米淘净，煮成稀粥，待粥煮熟后调入药末3~5克，再稍熬煮片刻。

【用法】早晚趁热服用，连续服用5~7日。

【功效】益脾胃、暖肾、固气等。

【主治】小儿遗尿、夜间流涎等症。

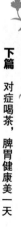

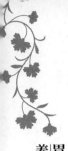

第六节　呃逆不止——生姜红枣茶

　　几乎每个人都有过打嗝的经历，就连在妈妈肚子里的胎宝宝也会打嗝。打嗝虽是常事，但如果一个人总是打嗝不止，恐怕是一件令人难受的事情，甚至会影响正常生活。但是人为什么会打嗝？又有什么好的方法可以治疗打嗝不止现象呢？

　　打嗝，多数情况下对身体并没有什么大碍，通常不需要吃药就可以自行好转。不过，也有些打嗝是身体出现病症的表现，比如若老年人总是打嗝不止，可能是中风前兆。

　　那么，人为什么会打嗝呢？中医认为，打嗝半是由于脾胃升降不和造成的，另外《黄帝内经》中也指出，打嗝的病症在胃部，而且与肺有一定的关系，其病机为胃中气逆，通常与寒气有关。

　　在中医理论中，我们经常听到"脾胃不和"这个术语，那么"脾胃不和"究竟是怎么一回事？所谓脾胃不和，是指脾胃的升降功能出现了问题，通常表现为食欲不振、口臭、腹胀、呃逆不止等症状。中医认为，脾升则水谷营养之气可滋养身体，胃降则可以使糟粕浊物顺利排出体外。如果一个人脾不升，吃进去的食物就很难被消化；如果胃不降，那些消化不了的食物就会转化为三浊（浊水、浊便，浊气）积滞在体内引起身体病变。比如，当一个人身体中多余的脂肪消耗不掉，就会造成肥胖，如果这些脂肪流入血液，还会诱发高血脂病。

说到这里，可能有性子急的读者朋友会问："吴教授，你说了那么多脾胃不和对身体的伤害，但我还是不明白脾胃升降与呃逆究竟有什么关系？"在这里，我给大家举一个简单的例子：比如我们往瓶子里灌热水，如果灌得过急、过快，瓶口就会有水泡噗噗地向外冒。此时，这个瓶子就相当于我们的胃，而瓶口就相当于我们的嘴巴。同样一个道理，当一个人吃得过多、过快、过干、过硬时，胃里就会有气体向上涌出，这就形成了我们所说的打嗝，书面语言又称之为呃逆。

大家有没有发现这样一种现象，每当过年过节时，很多人总是大鱼大肉吃个不断，与此同时打嗝的频率也比平时增多，而且打嗝的味道发酸发臭，就像是放屁一样。为什么会这样呢？其根本原因在于，正常情况下，身体中的浊气应该向下降，然后从肛门排出来。然而，当一个人饮食不调时，会使脾不升清胃不降浊，最终身体中的浊气只能从嘴巴中排出，从而出现了打嗝症状。另外，有些人总是口臭、呕吐、痰多，这也是由于脾胃升降失调所致。

那么，当一个人总是打嗝不停时，应该如何制止呢？通常来说，寒打嗝要温中散寒，热打嗝要清胃热。寒打嗝主要是由饮食不节、嗜食生冷、冷热混吃等原因所致，久而久之就造成了胃寒呃逆。而所谓热打嗝，则是由于吃了太多温燥食物，导致胃火上逆引起呃逆。热打嗝的特点是打嗝的声音洪亮有力，另外还伴有大便干

燥、小便短赤等特点。

　　不过生活中大多数的打嗝为寒证所致，属于脾胃虚寒的范畴。这时候我们可以选择温中散寒的食物来调节脾胃的升降气机。那么，什么食物具有暖胃散寒、止嗝作用呢？最好的温中散寒食物当属生姜红枣茶，它可是治疗打嗝的不二法宝呀！中医认为，生姜味辛性温，具有祛寒、降逆、止呕吐等功效；而红枣具有补气益血、升脾清气等作用。这样一升一降，脾胃的升降功能就得以调和，打嗝症状自然也就消失了。

　　我认识一朋友，是某外企的副总经理，掌控着公司的半壁江山。由于工作繁忙，他平时很不注意饮食，最后导致脾胃不和，稍微着凉或吃的不对劲，就开始胃胀、腹满、打嗝。

　　一日，他加班后回家，由于太疲惫了，没盖被子就直接躺在床上睡着了。第二天早上，他就开始打嗝、肚子胀，而且没有食欲。本来以为打嗝一会儿就过去了，但是到了下午打嗝仍未停止。他试了憋气、喝水等常用的止嗝方法，但都不奏效。实在受不了，他就打电话给我，问我有没有什么可以治疗打嗝的好办法。我告诉他去菜市场买一块生姜，切成一两左右的姜片；然后把姜片放入锅中，再放几颗红枣，加适量清水煎煮半小时，去渣取汁饮用。下班后，他按照我说的方法熬了生姜红枣茶，喝下去不到半小时，打嗝就止住了。

　　不仅我们现代人钟爱生姜，古人也常用生姜来治疗打嗝。比如，东汉名医张仲景就非常善于用生姜治病，他在《伤寒论》中说："胃中不和，心下痞硬，干噫食臭，胁下有水气，腹中雷鸣，下利者，生姜泻心汤主之。"正如张仲景所说，我这位朋友也是脾胃虚寒，再加上晚上忘记盖被子，导致外感寒邪，最终造成脾胃升降失调，而出现打嗝、腹胀、腹痛等症状。

除张仲景外，孔子也十分重视生姜的养生作用。关于生姜，孔子在《论语》一书中记载："不撤姜食，不多食。"这句话的意思是说，孔子每日必吃生姜，但每次都是适量而至，绝不多吃。在春秋战乱频繁的时期，孔子能够有如此充沛的精力，显然和每天食用生姜是分不开的。

生活中，脾胃虚寒者大多表现为精神萎靡、懒散无力，如果能够每天早晨坚持嚼食一小块生姜，可以使一个人阳气生发，一整天都精力充沛、活力十足。

生姜的养生、治病作用确实不少，聊着聊我就打开了话匣子，不知不觉把话题扯远了。现在，我们赶快回到正题中来，在这里着重介绍几种具有治疗打嗝作用的茶方，以方便大家饮用。

打嗝不止三杯茶

◇1. 柿蒂刀豆茶

【原料】柿蒂3～5个，刀豆子15～18克。

【制法】将以上2味茶料洗净，加水煎汤，去渣取汁。

【用法】温饮。

【功效】温中下气、降气止逆等。

【主治】呃逆不止。

◇2. 人参陈皮茶

【原料】人参10克，陈皮3克。

【制法】将以上2味茶料洗净，加水煎汤。

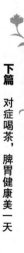

【用法】少量多次服用，代茶饮。

【功效】和胃健脾、降呃、止吐等功效。

【主治】老年顽固性呃逆。

◇3. 大蒜头红茶

【原料】大蒜头3个，红茶5克。

【制法】将大蒜头去皮，捣碎成泥，同红茶一起放入茶壶中，以适量沸水冲泡。

【用法】温饮。

【功效】健胃、驱气等。

【主治】伤食呃逆、脾胃虚寒呃逆等症。

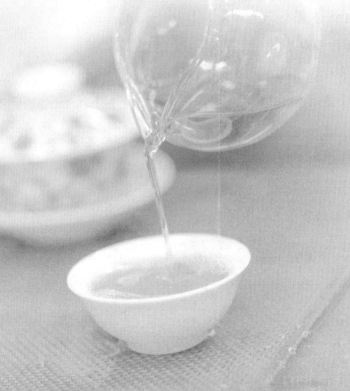

第四章　脾胃健，三杯茶还你青春魅力

第一节　胃老先衰，茉莉花茶和胃养颜

几天前，两个关系很好的女朋友，为一件小事争论得不休不止。同事小倩最近胃口不好，而且皮肤也变得暗淡无光，她准备敷进口面膜来改善皮肤。而同事小蕊却极力反对小倩的做法，小蕊的观点是，贴面膜对皮肤的保养只是短暂的，而且治标不治本，还不如茉莉花茶的养颜效果好。这是为什么呢？

中医认为："脾为后天之本，气血生化之源。"当一个人脱离娘胎后，所有的生命活动都依赖于脾胃摄入的营养物质来进行维持。对于脾胃的重要性，《黄帝内经》中说："脾胃者，仓廪之官，五味出焉。"也就是说，脾胃就好比一个储藏谷物的仓库，可以摄入食物并将谷物精微输出，以供全身生命活动所用。

如果大家还是不太明白脾胃的功能作用，我们再打一个更为通

俗的比方。是不是大家经常听到"后勤部"这个名字，其实脾胃在身体中担任的就是后勤部主任的职责。在生命活动中，无论我们身体的哪个部位需要营养，都需要向脾胃这个"后勤部主任"提出申请，然后后勤部主任会根据每个部位的需要，提供相应的供给。所以，当一个人的脾胃功能正常时，身体所获得的营养物质就非常充足；反之，当一个人脾胃虚弱时，他能够提供的营养物质就会缺乏。所以，当一个人长时间脾胃功能不好时，就会出现气血不足、面色萎黄、色斑、皮肤干燥无弹性、胃胀、食欲不佳、乏力等症状。

在快节奏生活时代，由于很多人承受着生活、工作、感情等各种压力，很少用心来养护自己的身体。也正因为这种原因，我们身体里的多个器官都在遭受主人的"虐待"，而在诸多器官中，受虐最严重的就数我们的脾胃了。

大多人都犯有饮食不规律的毛病，尤其是工作繁忙的年轻人，长年累月不吃早餐，晚餐时又因为各种饭局应酬而吃得太多，同时还伴有烟酒过量。以上种种行为都会对脾胃造成伤害，当伤害累积到一定程度，就会出现脾胃不和、慢性胃炎、胃溃疡等各种消化系统疾病，从而影响到五谷精微的转化运输。当由于脾胃功能减弱，体内的营养物质不足以濡养肌肤时，就会出现为肤色微黄、色斑、皮肤粗燥无光泽、皱纹增多等肌肤问题。

那么，有什么方法可以调养我们的脾胃呢？中医认为，茉莉花具有温中和胃、振脾健胃、理气安神等功效。另外，《中药大辞典》中也说，茉莉花具有理气开郁、辟秽和中等功效。概括来说，茉莉花不但能够调和脾胃、疏肝明目、清热解毒，而且还具有美容养颜、润泽肌肤等作用。

用茉莉花茶来调理皮肤，说实话，我很赞成这种观点。其实，茉莉花很早就被中国人当茶饮用了，比如明代茶学家顾元庆在《茶谱》一书中写道："茉莉、玫瑰、蔷薇、兰蕙、桔花、栀子、木香、梅花，皆可作茶。"那么，茉莉花茶应该如何泡制呢？这款茶的冲泡并不复杂，我在这里详细给大家介绍一下：首先取四茶匙干燥的茉莉花放入茶壶中，接着加两茶匙绿茶或一个红茶包，然后以适量沸水冲泡；在品饮之前，可以先闻一闻茉莉花茶散发出来的茶香味儿，然后再慢慢饮用。这款茶适合慢性胃炎、脾胃功能虚弱、支气管炎等人群饮用。若长期饮用，不仅可以治疗慢性胃炎、腹痛、头晕、内分泌失调等病症，而且能够润泽肌肤、使皮肤变得润泽光滑而富有弹性。

茉莉花茶不仅能够和胃养颜，而且具有减肥、解毒、松弛神经等功效。比如，当我们忙完一天的工作，下班回家后不妨给自己沏一杯香气宜人的茉莉花茶，在氤氲的茶香中，惬意地度过这段完全属于自己的慢时光。

说完茉莉花茶的种种好处，我还是一贯地提醒大家，茉莉花茶虽好，但也要做到适量而至，并学会科学饮茶。比如，脾胃虚寒者最好在饭后饮用茉莉花茶，而且每日不宜多饮。另外，茉莉花茶中含有一种叫鞣酸的物质，这种物质会使食物中的铁形成一种不宜被吸收的沉淀物，所以缺铁性贫血者不宜饮用茉莉花茶；还有，茉莉花茶中含有多酚类物质，这类物质对肠胃黏膜具有收敛作用，因此便秘的人也不宜多饮茉莉花茶。

总之一句话，一个人是否适合饮用茉莉花茶，要根据自己身体

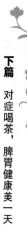

的具体状况而定。除此之外，我再给大家推荐几款同样具有和胃养颜功效的茶方，以供大家备用。

和胃养颜三杯茶

◇1. 玫瑰荷叶茉莉茶

【原料】玫瑰花5朵，荷叶1克，干茉莉花0.5克。

【制法】将以上3味茶料放入杯中，倒入适量沸水，1分钟后将水倒掉；再次倒入沸水，加盖焖置5分钟。

【用法】温饮。

【功效】健脾胃、排毒养颜、滋润肌肤、美白祛痘等。

【主治】皮肤干燥无弹性、肤色暗淡无华、青春痘等症。

◇2. 净面茶

【原料】当归8克，山楂8克，白鲜皮6克，白蒺藜6克。

【制法】将以上4味茶料洗净，放入茶杯中，以适量沸水冲泡。

【用法】代茶饮，每日1剂。

【功效】养血调肝、消食开胃、化滞消积、散热解郁、祛痰等。

【主治】黄褐斑、皮肤干燥无弹性、肤色暗淡无光泽等症。

◇3. 百合莲藕茶

【原料】百合20克，莲藕10克，西洋参10克，玉竹5克，蜂蜜适量。

【制法】将前4味茶料洗净，放入锅中煎汤，去渣取汁，加入适量蜂蜜调味。

【用法】代茶饮服，每日1剂。

【功效】补脾开胃、清心安神、补中益气、润肺止咳、美容养颜等。

【主治】皮肤衰老、皱纹增多，肤色暗淡无光、肌肤干燥粗糙、无弹性等症。

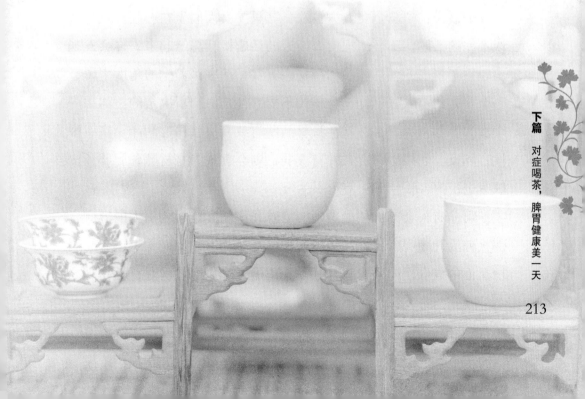

第二节 脾虚色衰，玫瑰花茶健脾护肤

近来花茶在上班族生活中风生水起。纵观花茶功效，你会发现它被广大女性朋友强力推崇是具有一定道理的。不过，市面上花茶种类繁多，而且每一种花茶往往具有多种功效。正是由于这种原因，很多人都无法做到根据自身体质科学饮茶，而是看身边的人喝什么茶，自己也跟着喝什么茶。

俗话说："三个女人一台戏。"只要女人们坐在一起，就总有谈不完的话题。不过，把女人谈论的话题概括总结起来，你会发现出现频率最高的就是容颜和身材。其实，从中医养生的角度来说，一个女人的容颜好不好、身材棒不棒，都是由脾胃决定的。如果一个女人脾健胃和，自然就会身材凸凹有致，皮肤白皙润泽、富有弹性；相反，如果一个女人脾胃虚弱，则会表现为身材臃肿肥胖，皮肤衰老松弛、肤色暗淡无光。

可能有人会问："吴老师，你总是说脾虚会影响女人的容颜，那么何为脾虚呢？脾虚又会出现哪些症状呢？"为使大家更容易明白后面的内容，咱们先解释一下脾虚的概念。所谓脾虚，泛指脾之气血不足，中医认为，虚则阴盛阳衰，易生寒，体寒者其临床症状常表现为手脚冰凉，经期疼痛等。

我们常说，女人乃是气血的合体。所以，当女人脾胃虚弱、气血不足时，将会出现内分泌紊乱，表现在面部皮肤上则是色斑、肤色暗淡、皮肤粗糙、痘痘等症状。对于以上症状，可以采用食疗的方法，比如平时可以多吃薏米、栗子、山药、红枣、马铃薯、粳米、香菇等补脾益气、醒脾开胃的食物。另外就是本书一直推崇的茶疗法。

那么，什么茶方具有健脾和胃、活血散瘀、调经止痛、美容养颜等作用呢？其实，玫瑰花茶不失为健脾、养颜的良方。玫瑰花自古就有"花之皇后"的美誉。据《本草纲目拾遗》中记载，玫瑰有紫、白二种，分别对血、气有一定的调节作用。《食物本草》则说，玫瑰具有利肺脾、益肝胆、舒发郁气、镇静、抗抑郁等功效。

前段时间，有一位病人J女士通过朋友介绍找到我。见到我之后，她激动地说："吴教授，我总算找到你了！"聊天过程中我才知道，J女士口中的朋友，原来是我的病人张女士。当时，张女士也是脾胃虚弱，不仅面部皮肤干燥粗糙，而且出现了一点一点的色斑，于是我便给她推荐了玫瑰茶方。张女士坚持饮用一段时间之后，发现自己食欲好了，脸上的色斑也变淡了。

再定眼看看坐在我对面的J女士，她脸色暗黄，鼻子、下巴、面部都出现了不同程度的痘痘。经过几分钟的问诊，得知J女士还有痛经、月经量少等病症。从中医理论上来说，J女士所有的问题都是由气血不足、脾胃虚弱所造成的。于是我结合各种症状，推荐了一款适合J女士的玫瑰茶方。其具体泡制方法是：取枣4枚，玫瑰花3朵，

枸杞20克；将以上三味茶料洗净、沥干，放入杯中，然后加入沸水300ml，大约浸泡5分钟即可饮用。另外，也可以根据个人口味喜好，加入适量冰糖或蜂蜜进行调味。此茶具有护肝健胃、调节机体代谢等功效，如果长期坚持饮用，可令肌肤细腻、水嫩、红润而富有光泽。

玫瑰花茶味微甜，芳香沁人心脾，清淡的口感比起碳酸饮料等饮品有过之而无不及。以此看来，玫瑰花作为花中之王，其神奇功效绝不是浪得虚名。晨起是人身体处于新陈代谢的黄金时段，每天早晨给自己泡一杯玫瑰花茶，不仅可健脾美颜，而且可助你神采奕奕开始美好的一天。俗话说爱美之心人皆有之，玫瑰不仅是花茶的首选，亦可装入香囊做随身佩戴之物。若是沐浴时放入些许，可以舒缓压力，令人心旷神怡。

总之，脾虚与色衰有着唇亡齿寒的连带关系。若一个人脾胃功能好了，机体中的气血就会充足，这样一来皮肤干燥、肤色暗黄、色斑、痛经等症状自然就迎刃而解了。在诸多的花茶饮用中，不仅玫瑰茶能够健脾养颜，同样大枣菊花茶、柏子仁茯苓茶也具有不错的健脾养颜作用，在这里我额外向大家推荐几款茶方，以供大家选择。

健脾护肤三杯茶

◇1. 大枣菊花茶

【原料】大枣50克，菊花15克，生姜6克，红糖适量。

【制法】将大枣、菊花、生姜洗净后放入锅中，加水煎煮，去渣取汁；待茶汤温热后加入适量红糖调味。

【用法】代茶频饮，每日1剂。

【功效】健脾补血、散风清热、驻颜美容、平肝明目、红润肌肤等。

【主治】肝血不足、脾胃不和、脸色苍白、皮肤暗淡无光泽、咳嗽等症。

◇2. 柏子仁茯苓茶

【原料】白茯苓30克，柏子仁30克，松子30克，蜂蜜适量。

【制法】将白茯苓、柏子仁、松子洗净，并将白茯苓切片；将以上3味茶料放入锅中，加水大火烧沸，然后调小火煨30分钟；去渣取汁，待茶汁晾温后调入适量蜂蜜。

【用法】温饮，每日1剂，当日饮完。

【功效】健脾和胃、润肤除皱、乌发、静心安神、通便等。

【主治】皮肤弹性差、皱纹多、头发枯萎、神经衰弱、大便干结、更年期综合征等。

◇3. 美肤蔬果茶

【原料】葡萄5颗，菜花2朵，芹菜1段，西红柿1个，橘子1个，柚子半个，牛奶、蜂蜜适量。

【制法】将葡萄单独榨汁备用；将菜花、芹菜、西红柿、橘子、柚子共同榨汁；将葡萄汁和果蔬汁混合，搅拌均匀；向果蔬汁中加入牛奶、蜂蜜搅拌均匀。

【用法】代茶频饮，每日1剂。

【功效】健脾消食、止咳润肺、润泽肌肤、祛除皱纹等。

【主治】皮肤干燥无弹性、皱纹多、色斑等症。

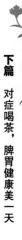

第三节　脸肿水胖，玫瑰花茶和胃消肿

午后和朋友在阳台上小憩。还未靠近就被一股莫名的香气魅惑住了。我顺着朋友手中的杯子望去，发现她的杯子中漂浮着几朵精致但却叫不出名字的花瓣。问朋友之后，才知道这种漂亮的花叫玫瑰花。据说，这是老中医介绍给她的一款茶为，对于她这种脸肿水胖体质的人具有很好的减肥效果。她喝着不放心，问我是不是所有肥胖的人都可以喝这种茶来减肥呢？

听完她的疑惑，我想提醒大家一句，咱们这本书中介绍的茶饮，大都含有中药成分，既然是药，就不可乱用，更不能盲目模仿他人。

在医学领域，我们经常提到一个术语叫"同病异治"也就是说，对于同一病症，由于发病机制、病情进展程度不同，需要采用不同的方法进行治疗。同样的道理，在减肥这件事情上，虽然肥胖者都具有体重增加、身材臃肿等症状特征，但由于每个人出现肥胖的原因不同，在减肥时也应该采取"对症治疗"。

听到这里，有朋友可能会说："吴老师，您这不是故意为难我们吗？你刚才也说了，肥胖有很多种，我们怎么知道自己属于哪一类的肥胖呢？"为方便大家"对症饮茶"，我简单介绍一下肥胖的种类以及不同类型肥胖的特征表现。

1. 胃热痰瘀型肥胖：肌肉结实、食量大，喜欢吃冰冷食物，而且容易口渴。

2. 肝郁气滞型肥胖：这类肥胖者最显著的特点就是情绪易烦躁，而且越烦躁食欲就越大，同时还伴有头痛、眼睛充血等症状。如果是女孩子的话，则是越烦躁越喜欢吃甜食，而且会伴有失眠多梦、唉声叹气、精神倦怠、月经不调等症。

3. 脾虚湿阻型肥胖：这类人的特点是，肌肉松软、四肢水肿、无力，容易疲倦，吃完饭后就想躺着，不喜欢运动，嘴中发黏，而且容易吃坏肚子，早晨起床后眼睛水肿症状明显。

4. 肝肾两虚型肥胖：这类肥胖者的年龄多在50岁以上，他们虽然每顿饭吃得很少，但体重却是不停地上升，同时还伴有高血压、糖尿病等疾病。

5. 血虚型肥胖：这类人虽然食欲正常，但小腹却饱满突出。其最显著的特点是，手脚细但身上胖，也就是我们经常说的"偷着胖"。

比如，开头提到的那位女同事，其主要症状是脸肿、水胖，她就属于典型的脾虚湿阻型肥胖，所以玫瑰花茶对她来说，减肥效果很好。

其实，玫瑰花泡茶早在《本草纲目》中就有载录，曰"玫瑰花不仅可入药，而且可泡茶。"尤其在康熙年间，玫瑰花茶非常盛行，是很多年轻女子们的瘦身、养颜茶。玫瑰花，因两代果实同长

在一棵树上而得名。中医认为，玳玳花性温，味甘、微苦，入肝、胃二经，具有疏肝理气、和胃止痛、破痰行气等功效。

当玳玳花与其他药材配伍时，还具有除湿消肿作用，所以对脾虚水滞导致的肥胖具有很好的治疗效果。下面我介绍一下玳玳花茶的具体泡制方法，以方便大家饮用。其具体步骤为：取玳玳花15克，山楂10克，冰糖适量；将玳玳花、山楂洗净，放入锅中，往锅中加清水约500ml，大火煎煮，水沸后调小火，继续煎煮5分钟；将冰糖放入杯中，将煮好的茶汤倒入水杯，搅拌均匀后就可以待茶饮用了。

玳玳花茶凭借自己独有的氤氲香气而受到爱茶人士的青睐，尤其是很多肥胖女性的减肥良方。其实，这玳玳花茶不仅仅具有减肥功效，长期饮用还具有静心安神、美容养颜、开胃止痛等作用。在内容即将结束之前，我再给大家提供几款具有和胃消肿、减肥功效的茶方，以帮助更多的"胖美眉"们打造美妙身材。

和胃消肿三杯茶

◇1. 玳花橘甘茶

【原料】玳玳花6克，橘皮6克，甘草3克。

【制法】将以上3味茶料洗净，放入杯中，以开水冲泡即可饮用。

【用法】温饮，每日3次。

【功效】疏肝理气、调和脾胃等。

【主治】腹胀、肝胃气痛、脸肿水胖等症。

◇**2. 参芪皮茶**

【原料】党参3克，生黄芪2克，陈皮2克。

【制法】将以上3味茶料洗净、沥干，共同研为粗末；将茶末放入纱布袋中，扎紧口，放入茶杯；以适量沸水冲泡，加盖浸泡25～30分钟。

【用法】代茶饮，早饭、晚饭后温服。

【功效】疏肝理气、调中和胃、利水消肿、益气固表、托毒、生肌等。

【主治】脾胃虚弱、气血两亏、水肿、胸腹胀满、不思饮食、呕吐呃逆等症。

◇**3. 莲子橘皮茶**

【原料】莲子仁5克，橘皮（鲜品6克）2克。

【制法】将莲子仁、橘皮分别洗净、沥干；将莲子仁打碎，将橘皮打成粗末；将以上2味茶料共同装入纱布袋中，扎紧口，放入茶杯中；以适量沸水冲泡，加盖焖置25～30分钟。

【用法】代茶饮，早饭、晚饭后分2次温饮。

【功效】疏肝理气、调中和胃、益气、化痰清热等。

【主治】食欲不振、呕吐、水肿肥胖、腹泻、时气感冒、风寒湿痹等症。

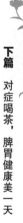

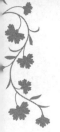

第四节　鼻头痘痘，金银花茶清胃祛痘

　　春节长假，我一个远房侄女被妈妈逼去相亲。见面之后，发现对方是一个干净帅气的小伙，开始怦然心动。但对方却说，自己喜欢皮肤好的女孩，接受不了脸上长痘痘的姑娘。说句实在话，我这位侄女长相并不差，只不过最近鼻头上长了几颗痘痘，大大影响了她的颜值。就因为这事，侄女整个长假都是在纠结、郁闷中度过的。通过侄女的这次相亲风波，我发现痘痘可谓是很多年轻人的一块心病。

　　为什么现在的少男少女们大都长痘，一方面是由年轻人的皮脂腺分泌过旺，容易发生痤疮、毛囊虫、螨虫等皮肤感染病，另一方面与年轻人的生活习惯也有很大的关系。比如，很多年轻人喜欢吃麻辣、油炸、海鲜等食物，喜欢熬夜。尤其是女孩子，还喜欢滥用化妆品，这不仅会刺激皮脂腺，而且容易加速毛囊角化和堵塞。可以说，这都是导致青春痘发病的诱因。

　　从中医理论上来说，长痘是由于身体中的火气过旺，比如过量吃油炸、麻辣、烧烤等食物会导致胃与大肠盛热，当热邪上攻于肺后出现肺热、肺热又会上攻于面，从而导致脸颊、鼻子上长痘痘。

除热邪侵袭之外，长痘痘的原因还有很多，而且病因不同，痘痘长的位置也不一样。比如，鼻头长痘，说明一个人胃热过盛，消化系统异常；鼻翼长痘，常与卵巢机能或生殖系统有关；鼻梁长痘，则说明一个人的脊椎骨出现了问题。就像前面张老师提到，他侄女的痘痘出现在鼻头上，由此可见这位姑娘的痘痘是由胃热引起的。

那么，如何来治疗胃火导致的痘痘呢？对于这种青春痘，当务之急的事情就是去胃火。比如，平时要多喝水，多睡觉，刮痧去火治疗。另外，在饮食上要注意不吃油炸、麻辣、低水分的食物，多吃豆腐、白萝卜、春笋、橄榄、沙参、荸荠、石榴等滋阴去火类的食物。除此之外，茶疗法也是祛胃火的有效方法，比如大家都很熟悉的金银花，就具有不错的去胃火作用。

自古以来，金银花都是清热解毒的良药。金银花性寒味甘，具有清热解毒、凉血化瘀之功效，主治外感风热、瘟病初起、疮疡疔毒、红肿热痛、便脓血。《本草纲目》中也记载说，金银花具有"久服轻身、延年益寿"等功效。所以，在具体治疗上，金银花多被用于热病，尤其对青春痘、发疹、热毒疮痈等病症治疗效果显著，这是因为金银花中含有丰富的活性槲草素，这种物质能够渗透肌肤毛孔，具有极强的杀菌、抑菌作用，而且还能够有效防治毛囊皮脂腺导管过度角化而导致栓塞，有利于肌肤毛孔中油脂的排出，可有效预防因皮脂瘀积而导致的粉刺。

无论是亲人、朋友或者同事，我们每个人身边都会有那么几个爱长痘痘的人。如果以后再遇到这种情况，你就可以把金银花茶

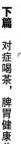

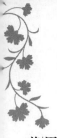
推荐给他。不需要花太多钱，就能够把困扰人的青春痘治好，肯定对方会对你感激不尽的。为方便帮助我们身边每个长痘的朋友，我今天就把金银花茶的泡制方法介绍给大家。这款茶的具体泡制方法是：取金银花（干）5克、菊花3克，连翘10克；将以上3味茶料洗净，放入锅中，加清水约300毫升，大火烧开，水开后调小火再煎5分钟，去渣留汁，待茶放温时加入适量蜂蜜温饮。这款茶具有清热解毒、平肝明目、散结消肿、杀菌等效果，不但可以治疗青春痘、皮疹、暗疮等皮肤病，而且还能够治疗口干咽燥、痢疾、扁桃体炎、牙周炎等病。

不过，我提醒大家一句，由于金银花药性偏寒，仅适合在体内有火、青春痘发作、或夏季暑热严重时饮用，且不可长期饮用。另外，虚寒体质的人也不宜过多饮用金银花茶，否则将会适得其反。除此之外，我再给大家推荐几款清火祛痘茶，以方便那些被青春痘困扰的朋友饮用。

清火祛痘三杯茶

◇**1. 三花茶**

【原料】金银花15克，菊花15克，玫瑰花10克。

【制法】将以上3味茶料洗净，放入锅中，加水煎煮，去渣取汁。

【用法】代茶饮服。

【功效】清热解毒、理气解郁等。

【主治】青春痘、皮疹赤红、脓包、口干咽燥、心烦易怒、大便干结、小便赤黄等症。

◇2. 杷叶桑竹茶

【原料】枇杷叶15克，桑叶15克，竹叶10克。

【制法】将以上3味茶料洗净，加水共煎汤，去渣取汁。

【用法】代茶饮，每日2次。

【功效】清热宣肺、清肝明目、和胃降气等。

【主治】青春痘。

◇3. 丝瓜皮茶

【原料】鲜丝瓜、冰糖适量。

【制法】将丝瓜洗净，用小刀刮下丝瓜皮表面的绿衣，晒干；取一小撮晒干的丝瓜绿衣放入茶杯中，加入适量冰糖，以沸水冲泡，浸泡20分钟。

【用法】代茶饮服，可以续水回冲。

【功效】清热、解毒、消肿等。

【主治】青春痘、疮痈肿痛、色斑、痰喘咳嗽等症。

第五节　嘴唇干裂，双冬茶护唇健脾胃

秋冬季节，空气干燥，风沙较大，尤其在空气干燥的北京，周围很多人经常是口唇干裂、出血。由于嘴唇疼痛动弹不得，连微笑这么美好的表情，也变得牵强、别扭起来。

嘴唇干裂的确是一件令人不舒服的事情。尤其是一些爱美的女孩子，常常因为嘴唇干裂而影响妆容。那么，嘴唇干裂如何治愈呢？在解答这个问题之前，我们先来了解一下嘴唇的构造及特点。

说到嘴唇，我们最先联想到的是樱桃般红润的颜色。从医学概念上来说，人嘴唇上发红的那个区域叫作"唇红缘"，这一部位的构造与口腔黏膜相似，因为唇红缘含有丰富的毛细血管，因而呈现为红色。但由于唇红缘上没有汗腺与唾液腺，它的温润要完全依靠唇部丰富的毛细血管和少量发育不全的皮脂腺来维持。

通常来说，健康人的嘴唇大都是不干不燥、红润并且富有光泽的。而当一个人发生疾病时，其嘴唇的湿润度与光泽就会发生相应的变化。比如，贫血的人往往是嘴唇色泽淡，有时甚至苍白；如果一个人煤气中毒，其嘴唇的颜色则鲜红如樱桃；而肺心病病人，他们的嘴唇呈暗红色；高热病人，其嘴唇的特点是干燥且毫无光泽。除以上原因外，在春、秋、冬季，由于空气干燥、风沙大等原因，人体皮肤尤其是嘴唇部黏膜的血液循环变差，因此也会出现嘴唇干裂症状。

很多嘴唇干裂的人，总喜欢反复用舌头舔嘴唇，希望能够以舌头上的唾液来滋润嘴唇，以此来缓解嘴唇干裂、疼痛等症状。而实际上，这种做法是错误的。因为当我们用舌头舔嘴唇时，嘴唇表面的唾液会增多，而唾液中含有淀粉酶物质，很容易被蒸发。当唾液被蒸发时，会带走唇部的热量与水分，刺激唇部结缔组织收缩，最终导致嘴唇越舔越干、越舔越裂。严重时甚至会出现感染、肿胀、过敏性唇炎等病症。

还有一些人，总感觉嘴唇干燥脱皮不舒服，喜欢用手撕唇上的脱皮，这种行为会导致嘴唇撕伤、出血，从而伤害到皮肤黏膜。正确方法是，用热毛巾敷唇部3分钟，或者用锅盖上的水蒸气滋润唇部老皮，使其变软，然后用软牙刷轻轻蹭掉死皮，并在唇上敷贴黄瓜片自然晾干。

那么，又有什么方法可预防嘴唇干燥呢？首先要从饮食上着手，比如多吃紫菜、海带、牡蛎、菠菜、萝卜、冬瓜、苦瓜、黄瓜、银耳、芝麻、黑豆、鸭肉、鹅肉、猪蹄等食物。另外，要忌食过辣、过干的食物，因为这类食物容易损伤嘴唇外部黏膜，导致皱皮，起水泡，甚至溃烂。

关于嘴唇，《黄帝内经》中有句话说："脾开窍于口，其华在唇。"也就是说，当一个人出现嘴唇干裂、苍白无色等症状时，则说明脾胃出现了问题。所以，要想防治嘴唇干裂，就要从调节脾胃

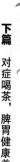

下篇 对症喝茶，脾胃健康美一天

227

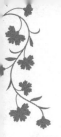

开始。比如，我经常推荐给病人的一款茶方——双冬茶，就具有很好的防干防裂功效，非常适合嘴唇干裂的病人饮用。

我有一位老邻居的女儿二十四五岁，是学习艺术表演的。因为工作的关系，几乎每天都需要化妆，嘴唇自然也是每天都要涂各种口红。每年一到春、秋、冬季节，嘴唇就开始干裂蜕皮，试了各种方法，又是吃药又是涂抹各种护唇膏，都没效果，弄得整个人又难看又难受。按她妈妈的话讲，那简直就没有办法了。她女儿每天用最贵的口红，而且抹口红之前都要打一层厚厚的润唇膏，但仍然控制不住嘴唇蜕皮和出血。

有一天在小区楼下聊天的时候，无意间聊到这个话题，我立即向她推荐了双冬护唇茶，她女儿服用一周，嘴唇不再有皱皱的感觉了，又继续服用一个星期之后，原来嘴唇上的死皮全部消失殆尽，嘴唇变得湿润饱满，整个人都显得精神多了。

双冬茶的成分主要是麦冬和天冬。其具体配制冲泡方法是：取麦冬10克，天冬10克，放入杯中，加入白砂糖适量，以300毫升左右的开水冲泡，加盖焖置15分钟即可饮用。在这款茶方中，麦冬既可以滋补肺脏津液，也可以滋补胃中的津液；而天冬，则具有清肺降火、滋阴润燥、补肾阴等功效。两者相互配伍，即可达到健脾和胃、润滑肠道、解渴祛烦，补心清肺等作用。既然脾胃功能得以改善，嘴唇干裂的问题也自然迎刃而解了。

在说完双冬茶的各种作用之后，我仍然要习惯性地提醒大家一句，麦冬、天冬这两味药都属于寒性药物，虚寒病证者比如平时经常腹泻便溏、舌苔白腻、消化不良、伤风感冒等人群不宜服用。除此之外，我还有三款润唇茶方推荐给大家，它们分别是桂花润肤茶、核桃仁牛奶茶、双补双润茶。

健脾护唇三杯茶

◇1. 桂花润肤茶

【原料】洞庭碧螺春5克，干桂花5克，蜂蜜、枸杞子适量。

【制法】将枸杞子、洞庭碧螺春、干桂花混合，放入茶杯中，以适量沸水冲泡；浸泡5分钟后，加入适量蜂蜜调味。

【用法】饮服，每日1剂。

【功效】补中润燥、健脾、化痰止咳、活血润喉、强肌润肤等。

【主治】皮肤粗糙干裂、嘴唇干裂、咳嗽、喉咙疼痛、声音沙哑等症。

◇2. 核桃仁牛奶茶

【原料】核桃仁30克，牛奶150克毫升，豆浆150毫升，黑芝麻20克，白糖适量。

【制法】将牛奶、豆浆搅拌均匀，缓慢倒入小石磨进料口中的核桃仁、黑芝麻上面，一边倒一边磨；磨好后倒入锅中，加热煮沸，放入适量白糖调味。

【用法】每日1剂，当日饮完。

【功效】补虚损、益脾胃、生津润燥、润肤防皱等。

【主治】皮肤黏膜干燥、皮肤弹性差、皱纹多、面色黑而粗糙、体虚乏力、免疫力低下、早衰、便秘等症。

◇3. 双补双润茶

【原料】黑芝麻10克，黑桑葚10克，绿茶2克。

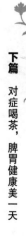

下篇　对症喝茶，脾胃健康美一天

229

【制法】将黑芝麻、黑桑葚洗净、沥干；装入纱布袋中，扎紧口，放入茶杯；以适量开水冲泡，浸泡6～7分钟，加入绿茶再浸泡2～3分钟。

【用法】温饮。

【功效】滋肝补肾、润便乌发、生津止渴、利尿等。

【主治】皮肤干燥、口唇干裂、眼睛干涩、畏风流泪、大便困难等症。

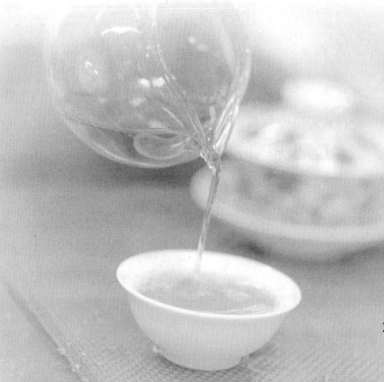